最新 ひと目でわかる 腎臓病の人のための 食品成分表

エネルギー | たんぱく質 | 食塩相当量 | カリウム | リン | 水分

主婦の友社

目次

この本の特徴 ... 4

腎臓病の食事療法 基本
- ①なぜ、食事療法が大切なのか？ ... 6
- ②食塩は1日6g未満に抑える ... 8
- ③たんぱく質の適量を知り、きちんと守る ... 10
- ④エネルギーは適正量をしっかりととる ... 14
- ⑤カリウム・リン・水分を控える ... 16

栄養データ 食材編

■穀類 ... 20
- ● 米・ご飯 20
- ● もち米製品 22
- ● 雑穀 23
- ● パン 25
- ● シリアル 26
- ● めん 28
- ● 穀物加工品ほか 30
- ● たんぱく質調整食品(米・ご飯) 24
- ● たんぱく質調整食品(パン) 27
- ● たんぱく質調整食品(めん) 31

■肉類 ... 34
- ● 牛肉 34
- ● 豚肉 35
- ● 鶏肉 36
- ● ひき肉、レバー 38
- ● そのほかの肉・肉加工品 39

■魚介類 ... 42
- ● 一尾魚、切り身魚 42
- ● いか、たこ、えび 44
- ● かに、貝類 45
- ● 魚卵、魚介加工品 46

■豆・豆製品 ... 52
- ● 大豆・大豆製品 52
- ● 大豆以外の豆ほか 55

■卵・卵加工品 ... 56

■乳・乳製品 ... 57

■野菜・いも ... 60
- ● 緑黄色野菜 60
- ● 淡色野菜 65
- ● いも 69
- ● 山菜 70
- ● 野菜加工品 71

■きのこ ... 74

■海藻 ... 76

■果物 ... 78
- ● 果物 78
- ● 果物加工品 82

■ 種実・種実加工品 ……………………………………………………………… 84

■ 菓子 ……………………………………………………………………………… 86
- 洋菓子 86
- 和菓子 88
- 菓子パン 90
- スナック菓子 91
- 珍味ほか 92
- たんぱく質・エネルギー調整食品(菓子、飲料) 93

■ 飲料 ……………………………………………………………………………… 94
- アルコール飲料 94
- ソフトドリンクほか 95

■ 調味料 …………………………………………………………………………… 98
- 塩、しょうゆ 98
- みそ 99
- 酢、ソース 100
- トマトケチャップなど 101
- だし・だしの素など 102
- みりん、料理酒など 103
- マヨネーズ、ドレッシングなど 104
- 粉類(小麦粉、パン粉など) 105
- 砂糖・甘味料 106
- 油脂 108
- 塩分・たんぱく質調整調味料 107

栄養データ 料理編

■ 主菜 ……………………………………………………………………………… 112
- 肉類 112
- 魚介 116
- 大豆製品 120
- 卵 121

■ 主食・軽食 ……………………………………………………………………… 122
- めん 122
- ご飯 124
- パン 126
- ピザ、あんまんなど 127
- お好み焼き、おでんなど 128

資料編

- 腎臓病の基礎知識—❶ 腎臓病のしくみと働き ………………………………… 130
- 腎臓病の基礎知識—❷ 慢性腎臓病とはどんな病気？ ………………………… 132
- 腎臓病の基礎知識—❸ 慢性腎臓病はどんな症状が出るのか？ ……………… 134
- 腎臓病の基礎知識—❹ 慢性腎臓病はどんな治療をするのか？ ……………… 136
- 腎臓病の基礎知識—❺ 慢性腎臓病の原因疾患 ………………………………… 138

腎臓病の人のためのコラム
1. 調味料を正しく「はかる」コツ ……………… 18
2. 特別用途食品のこと ……………………… 33
3. 肉を選ぶときに知っておきたいポイント …… 51
4. 食品の「栄養成分表示」のこと ……………… 73
5. 減塩につながるだしのとり方 ……………… 109
6. 油と脂の違いは？ 油脂の賢いとり方 ……… 110

- 食品のたんぱく質の少ない順 ………… 140
- 食品のカリウムの少ない順 …………… 146
- 食品100gの加熱後の栄養成分値 …… 150
- さくいん ………………………………… 154

この本の特徴

　いまや慢性腎臓病（CKD）の患者数は、全国に1330万人いるとされます。これは成人の8人に1人にあたるため、「21世紀の新たな国民病」ともいわれています。
　慢性腎臓病が怖いのは、初期には自覚症状がほとんどないことです。適切な治療を行わなければ、大きな病気につながる可能性が高くなります。そのため、慢性腎臓病の早めの治療が重要視されているのです。病気を進行させないためには、食事療法や運動療法が欠かせません。必要に応じて薬物療法を併用します。
　腎臓病の食事療法は、料理経験が豊富な人にとってもむずかしいものです。たんぱく質、塩分量、エネルギー量を計算しながら、制限の

ココが使いやすい！
日常よく食べる食品を厳選！よく使われる名称で表記

日常的によく食べることが多い食品を厳選しました。また、栄養成分については、エネルギー、たんぱく質、食塩相当量、カリウム、リン、水分と、腎臓病の食事療法に必要なものを表示。必要十分なデータを絞って掲載しています。

ココが使いやすい！
たんぱく質5g分の重量とたんぱく質が少ない食品の順がわかる！

本書では主食の穀類、肉や魚介、大豆製品など、たんぱく質に注意して選びたい食品群については、たんぱく質5g分の食品の重量（食品100gあたりのたんぱく質量から算出）を示しました。また、資料編では同じ重量をとる際に、たんぱく質の含有量が少ない順もあわせて記載。たんぱく質制限に合わせて献立を立てる際に活用できます。

ココが使いやすい！
1個、1尾、1束……の成分値がひと目でわかる

一般的な食品成分表に掲載される成分値は、正味量（可食部・実際に食べる部分）100gあたりの数値です。本書では卵1個、トマト1個、あじ1尾、ほうれんそう1束などきりのよい単位や、1杯、1玉などといった日常よく使う単位で計算した数値を掲載しています。魚介類や野菜、果実などで食べない部分（廃棄分）がある場合は、それを引いて計算しているので、栄養価がひと目でわかります。作る人にも、食べる人にも便利です。

ココが使いやすい！
果物は100gのカリウムが、野菜は調理後のカリウムがわかる！

カリウムが比較的多いとされる果物は、めやす量とは別に100gのカリウムも示しました。さらに資料編では、肉類、魚介、豆、野菜、きのこ、海藻は、加熱調理後（主にゆでる、焼く、水煮にする）のカリウム値がわかるものについては、調理による重量変化率も考慮したカリウム量を示しました。生の状態の重量も示しているので、カリウムも含め、栄養価の変化がわかります。

範囲内で献立を作るのは負担も大きいことでしょう。

　本書では、腎臓病の食事療法に役立つように、日常よく食べる食品について、「エネルギー」「たんぱく質」「食塩相当量」「カリウム」「リン」「水分」の含有量を掲載しています。

　食品ごとに、肉なら「薄切り1枚」、魚なら「1切れ」、野菜なら「ブロッコリー3房」といっためやす量で示しているので、計算の必要がありません。さらに、カラーの写真で紹介しているので見やすく、栄養成分も一目瞭然です。

　医師や管理栄養士の指導のもと、食事のコントロールにとり組んでいるかたがたの日々の食事に、本書がお役に立てば幸いです。

ココが使いやすい!
カラー写真で見やすい！大きな文字でカロリーが一目瞭然！

本書の食材編、料理編のいずれも、全点、カラー写真で示しているので、一目瞭然です。また、大きな文字で掲載していますので、エネルギー、たんぱく質といった成分値も見やすくなっています。また、調味料類など、計量カップや計量スプーンを使用することが多い食品は、カップ、スプーンあたりの成分値で記載しています。

ココが使いやすい!
料理編は定番メニューの栄養価を掲載。外食時などに役立つ！

料理編はよく食べる定番メニューから、主菜、主食、軽食を選んで記載。栄養成分はエネルギー、たんぱく質、カリウム、食塩相当量の数値を示しました。毎日の献立作りや外食時のメニュー選びの参考になります。

＜栄養成分値のこと＞

＊エネルギー量など栄養成分値は、「日本食品標準成分表2015年版（七訂）」の数値をもとに算出したものです。一部の食品については、メーカーのホームページに記載されている数値をもとに算出しています。

＊食品の成分値は、品種や産地、季節などの条件によって違います。成分値は平均的な数字ですので、めやすとしてください。

この本の栄養成分値（食材編、料理編も含む）、使われている記号には、次のような意味があります。

記号	意味
0	まったく含まないか、含まれていないとみなす
(0)	推定値が0
微	0ではないが、微量
—	未測定のもの、あるいは算定や定量ができなかったためデータが発表されていないもの

腎臓病の食事療法 基本①

なぜ、食事療法が大切なのか？

食事療法の目的は腎臓の負担を軽くすること

　食事療法の目的は、腎臓病の進行を遅らせることと、体調を良好に保つことにあります。腎臓は、体内で絶え間なくできる老廃物や水分、塩分を処理しています。慢性腎臓病はその処理機能に障害が生じた病気です。障害を食い止める方法は、腎臓にかかる負担を減らすことです。それには食事療法が大切です。食事でとる塩分や、老廃物を生み出すたんぱく質の摂取量は適切にすることが重要です。

　慢性腎臓病（CKD）と診断されたら、できるだけ早くから正しい食事療法を始めましょう。

　ステージG1とG2では、原疾患の治療に加え、食事療法を徹底することで、腎機能の低下を抑えることが期待できます。ステージG3とG4では、原疾患の治療は難しくなるため、食事療法の比重がより大きくなります。G5では透析療法や腎移植の検討が必要ですが、この段階以降も、食事療法は残った腎機能を保つために重要です。つまり食事療法は、慢性腎臓病を進行させないための重要な治療法なのです。（＊腎臓病の基礎知識はP130参照）

慢性腎臓病（CKD）の進行と食事療法の経過

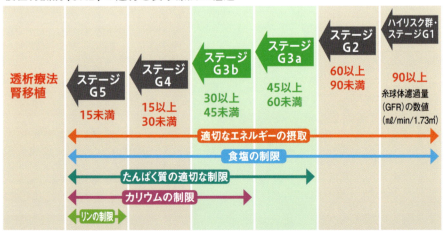

腎臓病の食事療法 3つのポイント

腎臓病の食事療法の内容は、腎臓病の種類や病期、体の状態によって違いがあります。しかし、大半の腎臓病に共通する大きなポイントがあります。それは、①食塩制限、②適正エネルギーの摂取、③たんぱく質の適切な制限です。医師の診断を受け、治療方針が決まると、1日の食事からとるたんぱく質量、エネルギー量、食塩量が指示されます。

ただし、単に制限すればよいというものでもありません。必要な栄養素が不足してしまうと、これも体調不良の原因になります。制限すべきは制限し、とるべきものはとる。食事療法の意義と正しい方法を理解し身につけ、実践していくことが大切です。

さらに病状によって……
カリウム・リン・水分の制限

病気の症状によって、カリウム、リン、水分の摂取量に制限が必要な場合もあります。
➡実践法は P16

Point 1 食塩の制限

その理由は？
体内の水と食塩量の調整を助ける

腎臓は、尿に水や塩分を排泄して、体内のそれぞれの量のバランスを保つ働きをしている。食塩をとりすぎると、むくみや高血圧などを起こし、腎臓のそうした働きにとって負担になる。
➡実践法は P8

Point 2 適切なエネルギーの摂取

その理由は？
体の機能を維持する

生きていくために必要なエネルギー量を摂取しないと、病気の回復を妨げたり、体のさまざまな機能に悪い影響を与える。
➡実践法は P14

Point 3 たんぱく質の適切な制限

その理由は？
老廃物を濾過する負担を減らす

腎臓には、たんぱく質が体内で利用されるときに出る老廃物を濾過する役割がある。その負担を減らすために、過剰にたんぱく質を摂取しない。➡実践法は P10

腎臓病の食事療法 基本②

食塩は1日6g未満に抑える

食塩の制限は腎臓を守る要

　腎臓病の食事療法で、最初に行うのが減塩です。腎臓は血圧調整にかかわる臓器です。腎機能が低下すると、余分な塩分を尿として排泄する働きが衰えて塩分と水分の調整がうまくいかなくなるため、高血圧やむくみが生じます。高血圧がつづくと腎臓の働きはさらに低下します。そのため、食塩をとりすぎないことはいうまでもなく、病気の状態に合わせて食塩の摂取量を減らす必要があるのです。

　食塩の摂取量は1日6g未満に抑えることで、腎臓の負担を軽くすることができます。日本人の食塩摂取量は1日平均9.9gですから、6割ぐらいに抑えることになります。これは厳しい制限ですが、食材や調味料の選び方、調理に工夫を加えるなどして、おいしく減塩するコツをマスターしましょう。

1日の食塩摂取量目標は？　1日 3g以上 6g未満

1日あたりの食塩摂取量（成人）

性別	生活習慣病予防のための目標値（*1）	高血圧の場合に推奨される量（*2）	現状の平均量（*3）
男性	8g未満	6g未満	10.8g
女性	7g未満	6g未満	9.1g

＊1）日本人の食事摂取基準（2015年版）
＊2）高血圧治療ガイドライン（2014年版・日本高血圧学会）
＊3）平成29年国民健康・栄養調査

ココも☑ 塩分＝食塩相当量＝塩化ナトリウム量

食塩は化学的には塩化ナトリウムといい、ナトリウムと塩素の化合物です。一方、塩分は塩の主成分であるナトリウムを指します。腎臓病や高血圧で問題になるのは、ナトリウム。ナトリウムは塩素との結びつきが強く、多くが食塩の形でとり込まれます。そのため、1日の摂取基準も食塩で目標値が定められています。

ココも☑ ナトリウム量から食塩相当量を算出するには？

食品の栄養成分表示のラベルを見ると、「食塩相当量」またはナトリウムで表示されているものがほとんど。一般にいう塩分は「食塩相当量」にあたります。ナトリウムで表示されている場合は、次の計算式で算出できます（食品の栄養表示はP73参照）。

●ナトリウムを塩分量に置き換える計算式

$$\text{食塩相当量(g)} = \text{ナトリウム値(mg)} \times 2.54^{(*)} \div 1000$$

＊は塩分換算係数

ココも☑ 調味料だけでなく、食品自体にも含まれている

食塩は料理に使う調味料はもちろん、パンやめん類、肉や魚、野菜など食品自体にも含まれています。私たちは通常食品から3g程度の塩分をとっているといわれていますので、調味料類からとる食塩量は3g程度になります。

$$\text{1日の食塩量} = \text{食品（自然の食品＋加工品）に含まれる食塩量} + \text{調味料に含まれる食塩量}$$

減塩を実現するポイント

1 調味料はきちんと計量する

料理を作る際に"目分量"では、調味料の使いすぎにつながります。毎日使う調味料はきちんとはかることを習慣づけて、塩分量を把握しておくことが肝心です。
（＊正しい計量のしかたはP18参照）

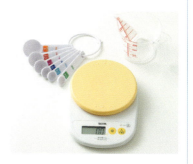

調味料は1g以下で使用することもあるので、計量スプーンはできるだけ少量がはかれる製品を用意したい。1g単位ではかれるデジタルばかりも便利。

2 調味料は上質のもの、食材は新鮮なものを

だしや調味料は質のよいものを選びましょう。たとえば塩は、うまみのある自然塩がおすすめ。食材も旬で新鮮なものなら、食材の持ち味で薄味でも満足感が得られます。

3 加工品は食べる量や回数を減らす

干物、ハムやかまぼこ、漬け物といった加工品には、塩分が多く含まれているので注意が必要。食べる回数や量を減らし、お弁当やお惣菜なども、栄養成分表示の食塩相当量をチェックします。

4 だしをきかせ、素材のうまみを引き出す

だしの素は小さじ1で食塩相当量1.2～1.4g。汁物や煮物のベースとなるだしは、天然素材からとりましょう。だしのうまみで、薄味でもおいしくなります。
（＊だしのとり方はP109参照）

5 汁物は汁を減らして1日1回に

みそ汁やスープなどは、1日1回にとどめます。さらに、いつもの味つけで汁の量を減らせば、おいしさはそのまま、口に入る塩分は減らすことができます。

器を小さくして汁の量を減らす！

器の容量 200ml
汁の容量 150ml
塩分　　　1.1～1.5g

器の容量 120ml
汁の容量 60ml
塩分　　　0.4～0.6g

写真左の器は右の器の2倍量だが、具だくさんにすれば汁の量が減ってもかさは維持でき、満足感が得られる。

6 塩味の引き立て役を活用する

減塩料理をおいしく食べるには、塩味のほか、うまみ、甘み、酸味、辛み、香りを活用しましょう。歯ごたえ、焼いた香ばしさ、油脂がもたらすコクなども、重要な引き立て役です。

 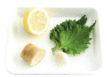

香味野菜、香辛料、かんきつ類などを活用して。ただし、ねりわさびなどの加工品は塩分が高めなので使いすぎないこと。

腎臓病の食事療法 基本③

たんぱく質の適量を知り、きちんと守る

たんぱく質は多すぎても少なすぎても腎臓の負担になる

　腎臓病の食事療法では、腎機能の低下が進むと、たんぱく質制限が加わります。食事でとったたんぱく質は、最終的には腎臓に運ばれて再吸収され（血管に戻され）、尿素窒素などの老廃物は尿に排泄されます。たんぱく質をとりすぎると腎臓の負担が増すので、制限が必要になるわけです。

　ただ、たんぱく質は、腎臓をはじめとする体の組織の主材料です。むやみに減らして摂取量が不足すると、体内のたんぱく質を分解してエネルギーを得ようとして、腎臓に負担がかかります。そのためたんぱく質は、適量をとることが重要。必要なエネルギーを確保しながら行うことが大切なのです。

病状に合わせてたんぱく質を制限する

　たんぱく質をどの程度減らすかは、患者さんの腎機能や併せ持つ病気の状態や体格によって考慮されます。たとえば「たんぱく質は1日40g」といった目安が医師から指示されます。指示された量は必ずしっかりととるようにしましょう。

1日のたんぱく質摂取量の計算式

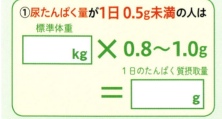
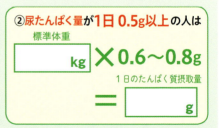

①は尿たんぱく量が1日0.5g以上のステージG1・2、および、尿たんぱく量が1日0.5g未満のステージG3の人。
②は尿たんぱく量が1日0.5g以上のステージG3、およびステージG4・5の人。ステージ分類は135ページ。

＊健康な人の1日のたんぱく質摂取基準は男性（18歳以上）が60g、女性が50g。あるいは、標準体重1kgあたり、0.9～1gになる。これに対して腎機能が低下している人は、標準体重1kgあたり0.6～1g。

意外に多い主食のたんぱく質量！ 食品のたんぱく質量を知ることから

私たちがたんぱく質をとっている代表的な食品には、肉や魚、卵、乳製品、大豆製品があります。意外に多いのが、主食のたんぱく質量。ご飯、パン、めん類などの穀類は、肉や魚などにくらべて含まれるたんぱく質量の割合は少ないのですが、主食として量を多く食べるため、必然的に多くなります。ほかにも菓子や嗜好飲料にも含まれています。

まずは、毎日とっている食品にどのぐらいのたんぱく質が含まれているのかを知り、無自覚に食べたり飲んだりしてしまいがちなお菓子や飲み物にも注意しましょう。

食品の重量＝たんぱく質量ではない

食事療法で指示される「たんぱく質○g」は、食品に含まれるたんぱく質の重量です。肉や魚、卵などの重量が40g、という意味ではありません。たとえば卵。Mサイズ1個60gで殻を除いた食べる量は51gで、たんぱく質量は6.3gです。肉や魚は種類や部位によって、含まれるたんぱく質量は異なります。

食品はたんぱく質やカリウムなど、制限が必要な栄養素に気を配りながら、糖質や脂質などのエネルギー源、野菜やきのこなどのビタミン源をとります。そのためには、さまざまな食品から偏りなくとることが必要です。

ここでは、各食品グループからとりたいたんぱく質をもとに、食品の重量に換算しためやす量を示しましたので、参考にしてください。

1日にとる食品のめやす量とたんぱく質量

主食
ご飯（精白米）
540g（180g×3食）
たんぱく質 13.5g

乳製品
牛乳 90〜100g
たんぱく質 3.0〜3.3g

果物
150〜200g
たんぱく質 1.0〜1.5g

調味料
ごま　　　小さじ1
しょうゆ　小さじ1
みそ　　　小さじ1
マヨネーズ　大さじ1
たんぱく質 1〜2g

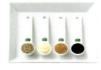

主菜
肉類 40〜60g
たんぱく質 8〜12g
魚介 50〜80g
たんぱく質 10〜16g
大豆製品（豆腐）50〜90g　卵　1個（50g）
たんぱく質 3〜6g　　　　　たんぱく質 6g

副菜
野菜 300〜350g
たんぱく質 2.5〜3.5g
いも 80〜100g
たんぱく質 1.0〜1.5g

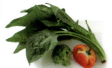

腎臓病の食事療法 基本③

エネルギーを確保しながらたんぱく質の摂取量を減らすポイント

1 主食のたんぱく質量を控える

米、小麦、そばなどの主食になる穀物は、エネルギー源として大きな役割を果たしますが、たんぱく質も主菜に次いで多くを占めます。ただ、穀物でとる植物性たんぱく質より、主菜でとる動物性たんぱく質のほうが、腎機能の維持に役立つ良質のたんぱく質を含んでいます。そこで、限られたたんぱく質指示量のなかで、主菜でとるたんぱく質をできるだけ多くするには、主食のたんぱく質を減らす必要があります。

主食の1食分の適量は？ たんぱく質量でくらべると…

主食でたんぱく質量が少ないのが、ご飯。パンは食塩が多く、パスタ、そばなどのめん類はたんぱく質が多いので、それぞれ1日1食にとどめましょう。

ご飯(精白米)180g	＞	食パン60g	＞	中華めん(蒸し)1玉150g	＞	そば(ゆで)1玉170g	＞	パスタ(乾燥)80g
302kcal たんぱく質 4.5g		156kcal たんぱく質 5.4g		297kcal たんぱく質 8.0g		224kcal たんぱく質 8.2g		303kcal たんぱく質 9.8g

ココも☑ 玄米はカリウムとリンが多い

玄米ご飯に含まれるたんぱく質量は、180gで5.0g。精白米とさほど変わりはありませんが、カリウムとリンの含有量は精白米の3倍以上に。カリウムやリンの制限がある場合は注意が必要です。

玄米ご飯 180g

297kcal たんぱく質 5.0g
カリウム 171mg ➡精白米は52mg
リン 234mg ➡精白米は61mg

2 主食を低たんぱく質食品に置き換える

主食に低たんぱく質食品を使うのもおすすめ。たんぱく質の指示量1日50gの場合は1日1食を、40gの場合は1日2食または3食を置き換えることも必要です。主食のたんぱく質が減った分だけ、おかずでとるたんぱく質が増やせます。おかずを極端に減らすことなく、食事が豊かになります。

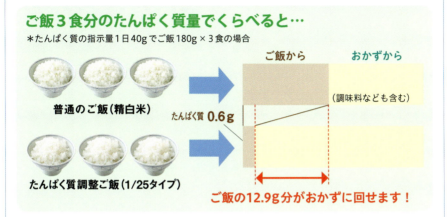

ご飯3食分のたんぱく質量でくらべると…
*たんぱく質の指示量1日40gでご飯180g×3食の場合

普通のご飯(精白米)
たんぱく質調整ご飯(1/25タイプ)
たんぱく質 0.6g
ご飯の12.9g分がおかずに回せます！

3 肉や魚で良質のたんぱく質を効率よくとる

腎臓の負担を最低限に抑えながらたんぱく質をとるには、良質なたんぱく質をとること。良質なたんぱく質とは、私たちの体に必要不可欠な必須アミノ酸をバランスよく含むたんぱく質のこと。

たんぱく質の質をあらわす指標に「アミノ酸スコア」があります。このアミノ酸スコアが満点を意味する100の食品はすべての必須アミノ酸を必要量含んでいます。良質なたんぱく質をとるには、アミノ酸スコアのよい食材を選べばよいのです。その代表は、肉や魚、卵、乳製品、大豆製品などです。これらの食品から良質のたんぱく質をまんべんなくとり、そのうえでエネルギー源にもなる穀類をしっかりとることが重要です。

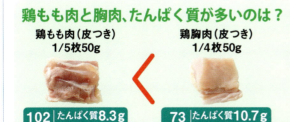

鶏もも肉と胸肉、たんぱく質が多いのは？

鶏もも肉(皮つき) 1/5枚50g
102 kcal　たんぱく質 8.3g　皮なしは9.5g

＜

鶏胸肉(皮つき) 1/4枚50g
73 kcal　たんぱく質 10.7g　皮なしは11.7g

肉は部位によって、かなりたんぱく質量が異なり、脂身の多いほうが少なくなります。魚は赤身より白身のほうが一般的に少なめで、あさりやカキなどの貝類は低たんぱくです。また、豆腐は木綿より絹ごしのほうが、たんぱく質は少なめです。

腎臓病の食事療法 基本④

エネルギーは適正量をしっかりととる

エネルギーは多すぎても少なすぎても腎臓に負担がかかる

　腎機能の低下を防ぐには、エネルギー量を過不足なくとることも、重要なポイント。たんぱく質を減らすと肉や魚を減らさなければならないので、エネルギー量が不足しやすいからです。エネルギー不足が続くと、体を構成するたんぱく質がエネルギーとして使われます。その結果、老廃物が増えて腎臓の負担を増やしてしまいます。一方、腎機能を低下させる3大リスクである高血圧、糖尿病、脂質異常症を改善するには、エネルギーの過剰摂取を改め、肥満を解消する必要があります。

　摂取エネルギーは、標準体重を維持できる適量に調整することが肝心です。1日の必要エネルギー量を知り、腎臓に負担をかけない食べ方をしましょう。

1日に必要な適正エネルギーの量の計算式

1日の必要なエネルギー量は、体格や身体活動量を考慮して、算出します。さらに肥満かどうか、糖尿病があるかなど、それぞれの患者さんの併せ持つ要因も考え合わせて、指示エネルギー量が決められます。

標準体重 ☐ kg ＝ 身長 ☐ m × 身長 ☐ m × 22（*）

× 身体活動量 25〜35 kcal

＝ 1日に必要な適正エネルギー量 ☐ kcal

*体格指数を表すBMI（ボディ・マス・インデックス）に基づく。BMIが「22」のときが病気になりにくい理想的な体重（標準体重）とされている。

*デスクワークなど活動量が低い人は25〜30kcal、適度の活動量の人は30〜35kcalなどと、日常の活動量で決められる。糖尿病がある場合は、基本的に25〜30kcal。肥満がある人（BMI 25以上）は低いほうの数字を選ぶ。

例）　身長170cm、会社員（男性）の場合
1.7×1.7×22＝約64kg ➡ 標準体重
64kg×30kcal/kg=1920kcal ➡ 適正エネルギー量
肥満の人は
64kg×25kcal=1600kcal ➡ 適正エネルギー

たんぱく質を減らしながらエネルギー不足を防ぐポイント

　適正なエネルギー量をとるポイントは、たんぱく質量の摂取を減らしている分、脂質と糖質を補うことです。たんぱく質をほとんど含まずエネルギー源となる脂質食品としては、油脂が、同じく糖質食品としては、でんぷん類や砂糖類などがあります。これらは、腎臓病の人がエネルギーを確保するのに適しています。ただ、エネルギーを脂質と糖質で補うとなると、油っこくて甘ったるい食事になりがちです。いろいろな食品をとり入れるように配慮しながら献立を工夫することが必要です。糖尿病で糖質の制限がある場合は医師の指示に従ってください。

1 料理に使う油脂を増やす

油脂類はエネルギーが高く効率がよい食品。調理法を天ぷらやフライなどの揚げ物にしたり、サラダやドレッシングをかけたり、またパンにマーガリンやバターを塗ったりといった工夫を。ただし、油脂の過剰摂取は脂質異常症などを招くので、とりすぎないこと。

油は大さじ1で111kcal。たんぱく質は0g！

2 甘味調味料を上手に活用する

砂糖は効率のよいエネルギー源。ただ、煮物やあえ物などの甘みを強くすると、味のバランス上、塩分も強くなりがち。砂糖より甘みが少ないみりんを使うのも手。また、紅茶などの飲み物に砂糖やはちみつ、ジャムなどを使うと、手軽に補給できる。

ジャムやマーマレードなども料理に活用を！

3 粉類はでんぷんにして糖質を増やす

揚げ物の衣やたれのとろみづけ、菓子の材料などに使う粉類は、小麦粉よりかたくり粉がおすすめ。これらは、ブドウ糖が集まった多糖類で、砂糖と同じくたんぱく質はほとんど含まれていない。はるさめやくずきりなども活用してボリュームアップを。

料理のとろみづけには小麦粉よりかたくり粉を！

4 エネルギー調整食品を活用する

通常の調味料でエネルギー補給がむずかしい場合は、エネルギー調整食品を活用する。甘みが少なく高エネルギーが得られるものや、エネルギー補給飲料など、さまざまな食品が発売されている。

粉飴を使ったゼリーで手軽にエネルギーアップ！

腎臓病の食事療法 基本⑤

カリウム・リン・水分を控える

血中カリウム濃度が高い場合は、カリウムを制限する

腎機能が良好な状態では、カリウムの摂取は血圧を下げることにつながります。しかし、腎機能が低下してくると、カリウムを排泄する力が弱くなって、血液中にカリウムが蓄積してきます。血液中のカリウム濃度が高くなると、筋肉の収縮がうまくいかなくなって手足が麻痺したり、心臓に重度の不整脈を起こし、命にかかわることもあります。

そこで、カリウム濃度が一定の数値以上になったら、食事からとるカリウムを制限します。まれではありますが、CKDの重症度が低くてもカリウムの制限が必要になることもあるので、医師の指示に従いましょう。

食品からとるカリウム量を減らすポイント

1 カリウムの多い食品を控える

カリウムは肉や魚のほか、野菜や果物などほとんどの食品に含まれています。多く含むのは果物やいも類、青菜など緑黄色野菜、豆類などです。たんぱく質制限をすればカリウムの摂取量も抑えられますが、カリウムが多い食品は食べる回数や量を控えるのが賢明です。
（＊カリウムが多い食品はP 146参照）

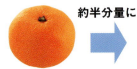

果物は生より缶詰めがおすすめ！

 約半分量に

生100gで カリウム150mg　　缶詰め100gで カリウム75mg

（＊数値は比較しやすいよう、正味100gのもの）

2 果汁や牛乳など飲料も要注意！

嗜好飲料にもカリウムが意外に含まれています。果汁や野菜ジュース類、牛乳や豆乳、玉露茶や抹茶なども多い食品です。市販品は必ず栄養成分表示をチェックしましょう。

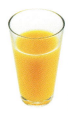

オレンジジュースなどの果汁は要注意！

200mlでカリウム378mgと多い

3 調理の工夫でカリウムを減らす

カリウムは水に溶ける性質があるので、調理の際に水にさらしたりゆでこぼしたりすることで、3〜4割減らすことができます。また、大根おろしも汁を捨てるとカリウムを減らせます。

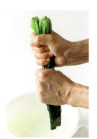

生で食べる野菜は水にさらす。ちぎったり、薄く切るなどして表面積をできるだけ広くする。

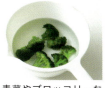

青菜やブロッコリーなどは、ゆでてからゆで汁をしっかりときる。いも類や肉類も調理前に下ゆでするとカリウムが減らせる。

進行するとリンや水分の摂取を制限されることも

　病気の状態によって、リンの摂取量に制限が必要な場合もあります。血液中にリンが固まりすぎると、皮下組織や血管にリンがくっついたり、骨の病気になります。医師からリンを含む食品をとりすぎないように指示されたら、食事でとるリンにも注意が必要です。

　また、水分量を制限しなければならない場合もあります。これは乏尿や無尿のときで、主に透析療法を受けている場合です。透析をしている人では、水分量の調整がとても重要になります。前日に排出した分だけ摂取するというようにコントロールします。医師の指導に従いましょう。

リンのとりすぎを防ぐには

加工食品に要注意！

とくに注意が必要なのが加工食品。加工食品の保存料として使われている無機リン（リン酸塩）は吸収率が高いので、食べる量や頻度を減らす。

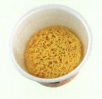

小魚の干物もとりすぎないこと

牛乳やヨーグルトなどの乳製品、いわしやまる干しなど、まるごと食べる小魚などもとりすぎないように注意して。これらの食品は、実はカルシウムを多く含む食品。カルシウムの多い食品には、リンも多く含まれる。

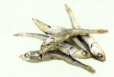

腎臓病の人のためのコラム❶

調味料を正しく「はかる」コツ

調味料は計量スプーンを使ってはかりますが、正確にはかるためには、ルールとコツがあります。ここで、しっかりと覚えておきましょう。

コツ1　液体は表面張力込み

液体は表面張力でスプーンの縁から盛り上がるまで満たしましょう。この状態が「大さじ1杯」あるいは「小さじ1杯」です。

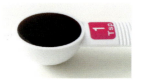

コツ2　粉類はすりきりで

まず、多めにすくいます。次に別のスプーンの柄などで、柄のつけ根からスプーンの先に向かって平らにすりきります。

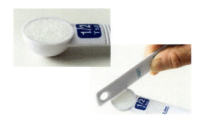

コツ3　塩は「指ばかり」も活用

同じひとつまみでも、指2本と3本とでは異なり、指の太さや乾燥状態でも違ってきます。自分のひとつまみがどのぐらいになるか、デジタルばかりなどで確認してみましょう。

指2本 ひとつまみ 0.3g　

指3本 ひとつまみ 0.5g　

（＊写真で表示した量は、女性の細い指で実測した例です）

ココを☑

容量と重量の関係

調味料と食材を正しく計量するために知っておきたいのが、容量と重量の関係。同じ1さじ、1カップの容量（かさ・ml）と、各容量に入る重量（重さ・g）は食品によって異なります。たとえば、水は1カップ（200ml）＝200gですが、牛乳は200ml＝206.4g≒210gになります。本書では食品ごとに容量と重量を示していますので、参考にしてください。

牛乳1カップ（200ml）
イコール
＝
200gではない
➡正解は 206.4g≒210g

栄養データ 食材編

日常よく使う食材の栄養がひと目でわかる！

日常でよく使う食品519品を選び、栄養データを掲載。食材は1個、1尾という「めやす量」で栄養素がわかるので、計算の必要もありません。毎日の食事作りに活用してください。

データの見方

栄養価
エネルギー、たんぱく質、食塩相当量、カリウム、リン、水分を表示。いずれも成分値はめやす量を示しています。また、たんぱく質制限食品などの市販品は、メーカーのホームページやパッケージに掲載されているデータの表示桁で記載しています。

めやす量
1個、1尾、1束など、日常よく使われる単位であらわした量です。廃棄分（魚の骨、野菜の皮や根など、捨てる分）がある場合は、その重量も含みます。

正味量
実際に食べる量で、全体量から廃棄分（魚の骨、野菜の皮や根など、捨てる分）の重量を引いた量です。

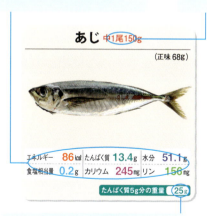

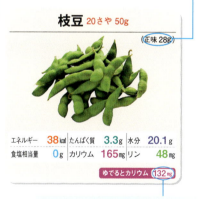

たんぱく質5g分の重量
めやす量のたんぱく質量とは別に、たんぱく質5g分の重量を掲載。この数字が少ないものほど、高たんぱくな食品といえます。

ゆでたあとのカリウム
ゆでたあとのカリウムの数値がわかる食品については、その数値を掲載。調理による重量変化も考慮しています。

＊栄養成分値は「日本食品標準成分表2015年版（七訂）」をもとに算出。成分値は品種や産地、季節などの条件によって違いが生じます。平均的な数字ですので、めやすとしてください。

穀類

● 米・ご飯

米（玄米）1合 150g

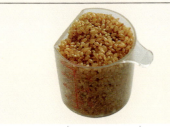

| エネルギー | 530 kcal | たんぱく質 | 10.2 g | 水分 | 22.4 g |
| 食塩相当量 | 0 g | カリウム | 345 mg | リン | 435 mg |

たんぱく質5g分の重量 74g

米（精白米）1合 150g

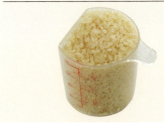

| エネルギー | 537 kcal | たんぱく質 | 9.2 g | 水分 | 22.4 g |
| 食塩相当量 | 0 g | カリウム | 134 mg | リン | 143 mg |

たんぱく質5g分の重量 82g

ご飯（玄米）茶碗1杯 180g

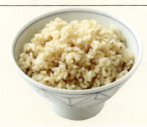

| エネルギー | 297 kcal | たんぱく質 | 5.0 g | 水分 | 108.0 g |
| 食塩相当量 | 0 g | カリウム | 171 mg | リン | 234 mg |

たんぱく質5g分の重量 179g

ご飯（精白米）茶碗1杯 180g

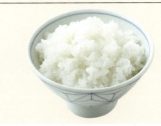

| エネルギー | 302 kcal | たんぱく質 | 4.5 g | 水分 | 108.0 g |
| 食塩相当量 | 0 g | カリウム | 52 mg | リン | 61 mg |

たんぱく質5g分の重量 200g

ご飯（玄米）茶碗1杯 150g

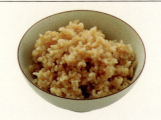

| エネルギー | 248 kcal | たんぱく質 | 4.2 g | 水分 | 90.0 g |
| 食塩相当量 | 0 g | カリウム | 143 mg | リン | 195 mg |

たんぱく質5g分の重量 179g

ご飯（精白米）茶碗1杯 150g

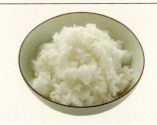

| エネルギー | 252 kcal | たんぱく質 | 3.8 g | 水分 | 90.0 g |
| 食塩相当量 | 0 g | カリウム | 44 mg | リン | 51 mg |

たんぱく質5g分の重量 200g

● ご飯

ご飯(精白米) どんぶり飯 300g

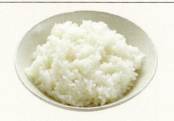

エネルギー	504 kcal	たんぱく質	7.5 g	水分	180.0 g
食塩相当量	0 g	カリウム	87 mg	リン	102 mg

たんぱく質5g分の重量 200g

ご飯(精白米) カレー用皿盛り 250g

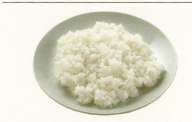

エネルギー	420 kcal	たんぱく質	6.3 g	水分	150.0 g
食塩相当量	0 g	カリウム	73 mg	リン	85 mg

たんぱく質5g分の重量 200g

ご飯(胚芽精米) 茶碗1杯 150g

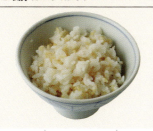

エネルギー	251 kcal	たんぱく質	4.1 g	水分	90.0 g
食塩相当量	0 g	カリウム	77 mg	リン	102 mg

たんぱく質5g分の重量 185g

ご飯(押し麦入り) 茶碗1杯 150g

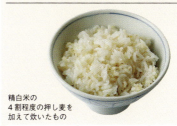

精白米の
4割程度の押し麦を
加えて炊いたもの

エネルギー	229 kcal	たんぱく質	4.0 g	水分	88.4 g
食塩相当量	0 g	カリウム	79 mg	リン	66 mg

たんぱく質5g分の重量 188g

ご飯(雑穀入り) 茶碗1杯 150g

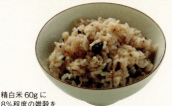

精白米60gに
8%程度の雑穀を
加えて炊いたもの

エネルギー	233 kcal	たんぱく質	4.3 g	水分	83.5 g
食塩相当量	0 g	カリウム	75 mg	リン	70 mg

たんぱく質5g分の重量 174g

赤飯 茶碗1杯 150g

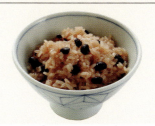

エネルギー	285 kcal	たんぱく質	6.5 g	水分	79.5 g
食塩相当量	0 g	カリウム	107 mg	リン	51 mg

たんぱく質5g分の重量 116g

穀類

● ご飯、もち米製品

おにぎり 1個 110g

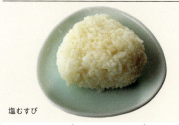

塩むすび

| エネルギー | 197kcal | たんぱく質 | 3.0g | 水分 | 62.7g |
| 食塩相当量 | 0.6g | カリウム | 34mg | リン | 41mg |

たんぱく質5g分の重量 200g

焼きおにぎり 1個 110g

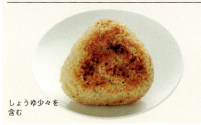

しょうゆ少々を含む

| エネルギー | 199kcal | たんぱく質 | 3.4g | 水分 | 61.6g |
| 食塩相当量 | 1.1g | カリウム | 62mg | リン | 51mg |

たんぱく質5g分の重量 161g

おにぎり 1個 110g

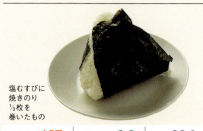

塩むすびに焼きのり⅓枚を巻いたもの

| エネルギー | 187kcal | たんぱく質 | 3.2g | 水分 | 66.0g |
| 食塩相当量 | 0.6g | カリウム | 56mg | リン | 44mg |

たんぱく質5g分の重量 172g

全がゆ（精白米） 茶碗1杯 220g

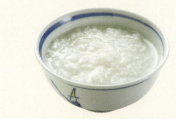

| エネルギー | 156kcal | たんぱく質 | 2.4g | 水分 | 182.6g |
| 食塩相当量 | 0g | カリウム | 26mg | リン | 31mg |

たんぱく質5g分の重量 455g

すし飯（にぎりずし用） 1個 20g

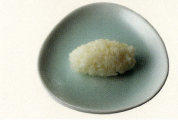

| エネルギー | 30kcal | たんぱく質 | 0.4g | 水分 | 12.4g |
| 食塩相当量 | 0.3g | カリウム | 6mg | リン | 6mg |

たんぱく質5g分の重量 217g

切りもち 1個 50g

| エネルギー | 117kcal | たんぱく質 | 2.0g | 水分 | 22.3g |
| 食塩相当量 | 0g | カリウム | 16mg | リン | 11mg |

たんぱく質5g分の重量 125g

● 雑穀

あわ（精白粒） 大さじ1杯 12g

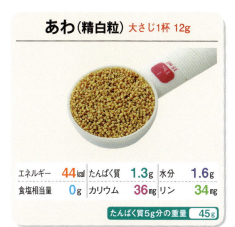

エネルギー	44 kcal	たんぱく質	1.3g	水分	1.6g
食塩相当量	0g	カリウム	36mg	リン	34mg

たんぱく質5g分の重量 45g

オートミール 大さじ1杯 6g

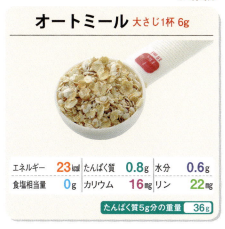

エネルギー	23 kcal	たんぱく質	0.8g	水分	0.6g
食塩相当量	0g	カリウム	16mg	リン	22mg

たんぱく質5g分の重量 36g

押し麦（七分づき） 大さじ1杯 10g

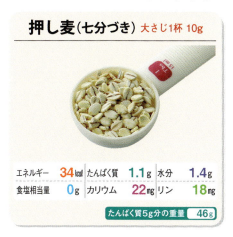

エネルギー	34 kcal	たんぱく質	1.1g	水分	1.4g
食塩相当量	0g	カリウム	22mg	リン	18mg

たんぱく質5g分の重量 46g

きび（精白粒） 大さじ1杯 12g

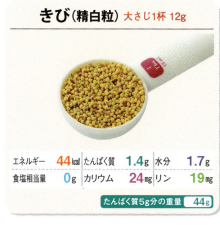

エネルギー	44 kcal	たんぱく質	1.4g	水分	1.7g
食塩相当量	0g	カリウム	24mg	リン	19mg

たんぱく質5g分の重量 44g

ひえ（精白粒） 大さじ1杯 12g

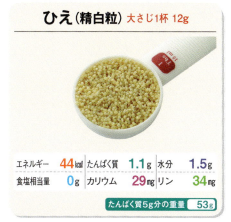

エネルギー	44 kcal	たんぱく質	1.1g	水分	1.5g
食塩相当量	0g	カリウム	29mg	リン	34mg

たんぱく質5g分の重量 53g

はと麦（精白粒） 大さじ1杯 11g

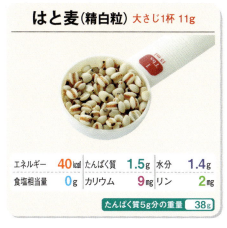

エネルギー	40 kcal	たんぱく質	1.5g	水分	1.4g
食塩相当量	0g	カリウム	9mg	リン	2mg

たんぱく質5g分の重量 38g

穀類

● たんぱく質調整食品（米・ご飯）

炊飯する低たんぱく米、電子レンジで温めるだけで食べられるトレータイプがあり、それぞれにたんぱく質の含有量の異なる種類があります。

米1合(150g)のたんぱく質量でくらべると…… 8.6g減

普通の米（精白米） たんぱく質 9.2g

＞

たんぱく質調整米（1/12.5タイプ） 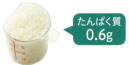 たんぱく質 0.6g

ご飯茶碗1杯(180g)のたんぱく質量でくらべると…… 4.1g減

普通の米（精白米） たんぱく質 4.5g

＞

たんぱく質調整米（1/12.5タイプ） たんぱく質 0.4g

真粒米 1/25 （米粒タイプ）1合150g

エネルギー	543 kcal
たんぱく質	0.3 g
水分	—
食塩相当量	0 g
カリウム	0 mg
リン	61.5 mg

越後米粒 1/12.5 （米粒タイプ）1合150g

エネルギー	449.3 kcal
たんぱく質	0.6 g
水分	—
食塩相当量	0〜0.03 g
カリウム	0〜10.6 mg
リン	1.8〜33.0 mg

越後ごはん 1/25　180g

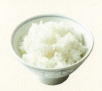

エネルギー	292 kcal
たんぱく質	0.18 g
水分	—
食塩相当量	0.005〜0.009 g
カリウム	0 mg
リン	23 mg

越後ごはん 1/12.5 （ご飯180g）

エネルギー	281.8 kcal
たんぱく質	0.36 g
水分	—
食塩相当量	0.01 g
カリウム	2.9 mg
リン	13 mg

（成分値は1パック180gあたり）

越後のおにぎり かつおだし （1個90g）

エネルギー	140 kcal
たんぱく質	0.27 g
水分	—
食塩相当量	0.2 g
カリウム	3 mg
リン	14 mg

お祝い越後ごはん （ご飯パックタイプ 180g）

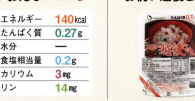

エネルギー	284.9 kcal
たんぱく質	0.7 g
水分	—
食塩相当量	0.02 g
カリウム	7.2 mg
リン	14.4 mg

＊製品はいずれも木徳神糧。米粒タイプは100gあたりの数値を1合150gに換算した目安です

● パン

食パン 6枚切り 1枚 60g

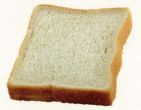

エネルギー	156 kcal	たんぱく質	5.4g	水分	23.3g
食塩相当量	0.7g	カリウム	53mg	リン	41mg

たんぱく質5g分の重量 56g

食パン 8枚切り 1枚 45g

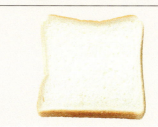

エネルギー	117 kcal	たんぱく質	4.1g	水分	17.5g
食塩相当量	0.5g	カリウム	40mg	リン	31mg

たんぱく質5g分の重量 56g

ライ麦パン 1枚(1.2cm厚さ) 60g

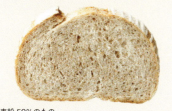

ライ麦粉50％のもの

エネルギー	158 kcal	たんぱく質	5.0g	水分	21.0g
食塩相当量	0.7g	カリウム	114mg	リン	78mg

たんぱく質5g分の重量 60g

バターロール 小1個 30g

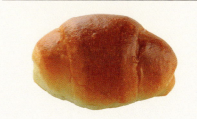

エネルギー	95 kcal	たんぱく質	3.0g	水分	9.2g
食塩相当量	0.4g	カリウム	33mg	リン	29mg

たんぱく質5g分の重量 50g

フランスパン 1切れ(厚さ4cm) 30g

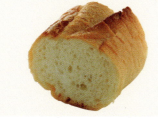

エネルギー	84 kcal	たんぱく質	2.8g	水分	9.0g
食塩相当量	0.5g	カリウム	33mg	リン	22mg

たんぱく質5g分の重量 53g

クロワッサン 1個 40g

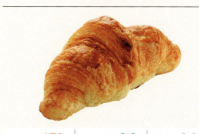

エネルギー	179 kcal	たんぱく質	3.2g	水分	8.0g
食塩相当量	0.5g	カリウム	36mg	リン	27mg

たんぱく質5g分の重量 63g

穀類

● パン・シリアル

イングリッシュマフィン 1個 65g

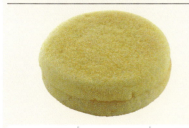

| エネルギー | 148 kcal | たんぱく質 | 5.3g | 水分 | 29.9g |
| 食塩相当量 | 0.8g | カリウム | 55mg | リン | 62mg |

たんぱく質5g分の重量 62g

バンズ用パン 1個 90g

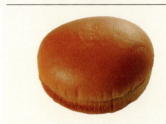

| エネルギー | 239 kcal | たんぱく質 | 7.7g | 水分 | 33.3g |
| 食塩相当量 | 1.2g | カリウム | 86mg | リン | 68mg |

たんぱく質5g分の重量 59g

ぶどうパン 6枚切り 1枚 60g

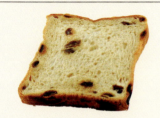

| エネルギー | 161 kcal | たんぱく質 | 4.9g | 水分 | 21.4g |
| 食塩相当量 | 0.6g | カリウム | 126mg | リン | 52mg |

たんぱく質5g分の重量 61g

ベーグル 1個 90g

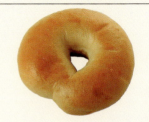

| エネルギー | 248 kcal | たんぱく質 | 8.6g | 水分 | 29.1g |
| 食塩相当量 | 1.1g | カリウム | 87mg | リン | 73mg |

たんぱく質5g分の重量 52g

ナン 1枚（24cm長さ）72g

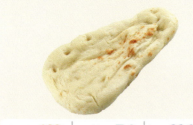

| エネルギー | 189 kcal | たんぱく質 | 7.4g | 水分 | 26.8g |
| 食塩相当量 | 0.9g | カリウム | 70mg | リン | 55mg |

たんぱく質5g分の重量 49g

コーンフレーク 1食分 40g

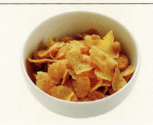

| エネルギー | 152 kcal | たんぱく質 | 3.1g | 水分 | 1.8g |
| 食塩相当量 | 0.8g | カリウム | 38mg | リン | 18mg |

たんぱく質5g分の重量 64g

● たんぱく質調整食品（パン）

全体にパンの低たんぱく質製品はグルテンがほとんどないだけに、パサパサする感じは否めません。調理でおいしく食べる工夫を。

食パン8枚切り1枚(45g)のたんぱく質量でくらべると……　4.0g減

普通の食パン	たんぱく質調整食パン
たんぱく質 4.2g	たんぱく質 0.2g

＊製品は食パン1枚50gですが、45gに換算した目安量で対比しています（下記「越後の食パン」参照）。

越後の食パン 1枚50g

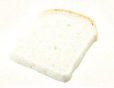

エネルギー	134 kcal
たんぱく質	0.19 g
水分	19.3 g
食塩相当量	0.4 g
カリウム	7 mg
リン	3 mg

バイオテックジャパン

ゆめベーカリー たんぱく質調整食パン 1枚100g

エネルギー	260 kcal
たんぱく質	0.5 g
水分	41.4 g
食塩相当量	0.07 g
カリウム	15.8 mg
リン	25 mg

キッセイ薬品工業

生活日記パン 1個50g

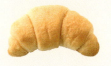

エネルギー	221 kcal
たんぱく質	1.9 g
水分	8.75 g
食塩相当量	0.3 g
カリウム	33 mg
リン	17.5 mg

ニュートリー

越後の丸パン 1個50g

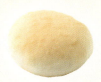

エネルギー	143 kcal
たんぱく質	0.2 g
水分	35.1 g
食塩相当量	0.3 g
カリウム	6 mg
リン	11 mg

バイオテックジャパン

越後のバーガーパン 1個80g

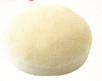

エネルギー	233 kcal
たんぱく質	0.27 g
水分	34.7 g
食塩相当量	0.3 g
カリウム	8 mg
リン	15 mg

バイオテックジャパン

ゆめベーカリー たんぱく質調整丸パン 1個50g

エネルギー	146 kcal
たんぱく質	0.2 g
水分	17.1 g
食塩相当量	0.06 g
カリウム	8.3 mg
リン	13.7 mg

キッセイ薬品工業

穀類　●めん

うどん（生）1玉 140g

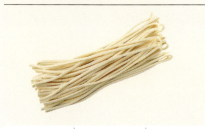

| エネルギー | 378kcal | たんぱく質 | 8.5g | 水分 | 46.9g |
| 食塩相当量 | 3.5g | カリウム | 126mg | リン | 69mg |

たんぱく質5g分の重量　82g

うどん（ゆで）1玉 240g

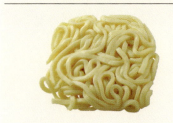

| エネルギー | 252kcal | たんぱく質 | 6.2g | 水分 | 180.0g |
| 食塩相当量 | 0.7g | カリウム | 22mg | リン | 43mg |

たんぱく質5g分の重量　192g

そうめん（乾燥）1束 100g

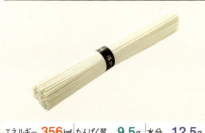

| エネルギー | 356kcal | たんぱく質 | 9.5g | 水分 | 12.5g |
| 食塩相当量 | 3.8g | カリウム | 120mg | リン | 70mg |

たんぱく質5g分の重量　53g

そうめん（ゆで）270g

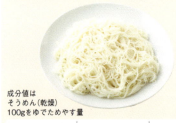

成分値はそうめん（乾燥）100gをゆでためやす量

| エネルギー | 343kcal | たんぱく質 | 9.5g | 水分 | 189.0g |
| 食塩相当量 | 0.5g | カリウム | 14mg | リン | 65mg |

たんぱく質5g分の重量　143g

ひやむぎ（乾燥）1束 100g

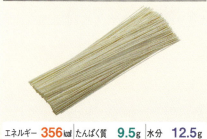

| エネルギー | 356kcal | たんぱく質 | 9.5g | 水分 | 12.5g |
| 食塩相当量 | 3.8g | カリウム | 120mg | リン | 70mg |

たんぱく質5g分の重量　53g

そば（生）1玉 140g

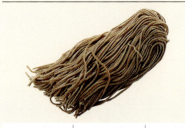

| エネルギー | 384kcal | たんぱく質 | 13.7g | 水分 | 46.2g |
| 食塩相当量 | 0g | カリウム | 224mg | リン | 238mg |

たんぱく質5g分の重量　51g

●めん

そば（干し） 1束 100g

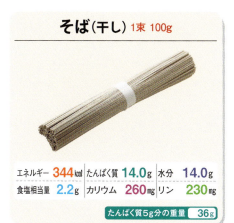

| エネルギー | 344kcal | たんぱく質 | 14.0g | 水分 | 14.0g |
| 食塩相当量 | 2.2g | カリウム | 260mg | リン | 230mg |

たんぱく質5g分の重量 36g

そば（ゆで） 260g

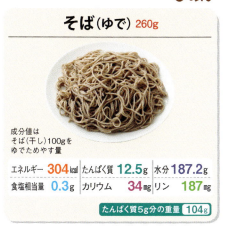

成分値はそば（干し）100gをゆでたやす量

| エネルギー | 304kcal | たんぱく質 | 12.5g | 水分 | 187.2g |
| 食塩相当量 | 0.3g | カリウム | 34mg | リン | 187mg |

たんぱく質5g分の重量 104g

そば（ゆで） 1玉 170g

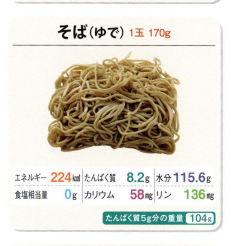

| エネルギー | 224kcal | たんぱく質 | 8.2g | 水分 | 115.6g |
| 食塩相当量 | 0g | カリウム | 58mg | リン | 136mg |

たんぱく質5g分の重量 104g

中華めん（生） 1玉 120g

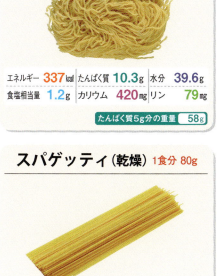

| エネルギー | 337kcal | たんぱく質 | 10.3g | 水分 | 39.6g |
| 食塩相当量 | 1.2g | カリウム | 420mg | リン | 79mg |

たんぱく質5g分の重量 58g

中華めん（蒸し） 1玉 150g

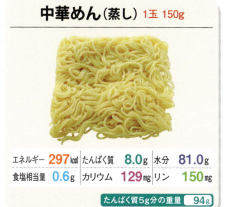

| エネルギー | 297kcal | たんぱく質 | 8.0g | 水分 | 81.0g |
| 食塩相当量 | 0.6g | カリウム | 129mg | リン | 150mg |

たんぱく質5g分の重量 94g

スパゲッティ（乾燥） 1食分 80g

| エネルギー | 303kcal | たんぱく質 | 9.8g | 水分 | 9.0g |
| 食塩相当量 | 0g | カリウム | 160mg | リン | 104mg |

たんぱく質5g分の重量 41g

穀類

● めん・穀物加工品ほか

スパゲッティ（ゆで） 1食分220g

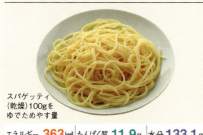

スパゲッティ（乾燥）100gをゆでためやす量

| エネルギー | 363 kcal | たんぱく質 | 11.9 g | 水分 | 133.1 g |
| 食塩相当量 | 2.6 g | カリウム | 31 mg | リン | 114 mg |

たんぱく質5g分の重量 93g

ペンネ（乾燥） 1食分 80g

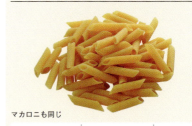

マカロニも同じ

| エネルギー | 303 kcal | たんぱく質 | 9.8 g | 水分 | 9.0 g |
| 食塩相当量 | 0 g | カリウム | 160 mg | リン | 104 mg |

たんぱく質5g分の重量 41g

ビーフン（乾燥） 1袋 150g

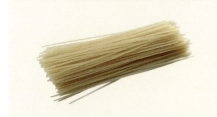

| エネルギー | 566 kcal | たんぱく質 | 10.5 g | 水分 | 16.7 g |
| 食塩相当量 | 0 g | カリウム | 50 mg | リン | 89 mg |

たんぱく質5g分の重量 71g

フォー 1袋 105g

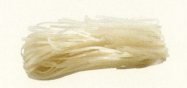

成分値は市販品

| エネルギー | 278 kcal | たんぱく質 | 3.8 g | 水分 | 38.9 g |
| 食塩相当量 | 0.1 g | カリウム | 45 mg | リン | 59 mg |

たんぱく質5g分の重量 276g

中華スタイル即席カップめん 1食分 97g

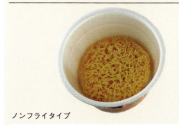

ノンフライタイプ

| エネルギー | 332 kcal | たんぱく質 | 8.7 g | 水分 | 14.6 g |
| 食塩相当量 | 6.7 g | カリウム | 262 mg | リン | 107 mg |

たんぱく質5g分の重量 56g

即席焼きそばめん 1食分 120g

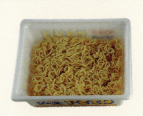

| エネルギー | 523 kcal | たんぱく質 | 10.1 g | 水分 | 12.0 g |
| 食塩相当量 | 4.6 g | カリウム | 228 mg | リン | 89 mg |

たんぱく質5g分の重量 60g

● たんぱく質調整食品（めん）

でんぷんが主原料の中華めんやパスタ、でんぷんと小麦粉が主原料で塩のかわりに植物油を使ってコシを出したうどんやそうめんなど、低たんぱくで塩分も控えめの製品があります。

そうめん1束（乾・100gあたり）のたんぱく質量でくらべると…… 9.2g減

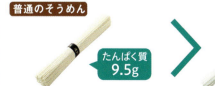

普通のそうめん たんぱく質 9.5g ＞ たんぱく質調整そうめん たんぱく質 0.3g

＊製品はたんぱく質調整そうめん1束80gですが、100gに換算して対比しています。

そば1束（乾・100gあたり）のたんぱく質量でくらべると…… 11.1g減

普通のそば たんぱく質 14.0g ＞ たんぱく質調整そば たんぱく質 2.9g

そらまめ食堂　たんぱく質調整うどん
乾・1束80g

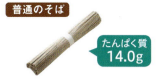

エネルギー	295kcal
たんぱく質	0.24g
水分	9.6g
食塩相当量	0.03g
カリウム	18mg
リン	35mg

ヘルシーネットワーク

げんたそば 乾・100g

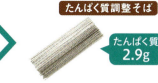

エネルギー	354kcal
たんぱく質	2.9g
水分	12.5g
食塩相当量	0g
カリウム	93mg
リン	51.5mg

キッセイ薬品工業

ジンゾウ先生のでんぷんノンフライ麺
1袋85g

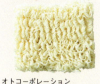

エネルギー	305kcal
たんぱく質	0.3g
水分	10g
食塩相当量	0.1g
カリウム	18mg
リン	56mg

オトコーポレーション

アプロテンたんぱく調整 中華めんタイプ
1玉約35g

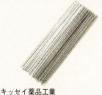

エネルギー	125kcal
たんぱく質	0.14g
水分	4.1g
食塩相当量	0.02g
カリウム	5.3mg
リン	6.7mg

ハインツ日本

アプロテンたんぱく調整 スパゲティタイプ
100g

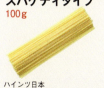

エネルギー	357kcal
たんぱく質	0.4g
水分	11.6g
食塩相当量	0.05g
カリウム	15mg
リン	19mg

ハインツ日本

アプロテンたんぱく調整 マカロニタイプ 100g

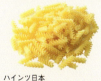

エネルギー	357kcal
たんぱく質	0.4g
水分	11.6g
食塩相当量	0.05g
カリウム	15mg
リン	19mg

ハインツ日本

※アプロテンは消費者庁許可の特別用途食品ではありません。

穀類

● 穀物加工品ほか

はるさめ 1/2袋 40g

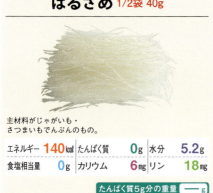

主材料がじゃがいも・さつまいもでんぷんのもの。

エネルギー	140kcal	たんぱく質	0g	水分	5.2g
食塩相当量	0g	カリウム	6mg	リン	18mg

たんぱく質5g分の重量 ——g

くずきり(乾燥) 1袋 90g

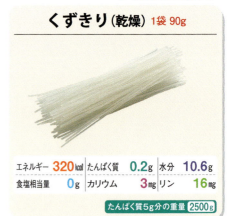

エネルギー	320kcal	たんぱく質	0.2g	水分	10.6g
食塩相当量	0g	カリウム	3mg	リン	16mg

たんぱく質5g分の重量 2500g

ギョーザの皮 1枚 5g

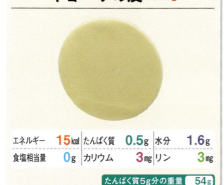

エネルギー	15kcal	たんぱく質	0.5g	水分	1.6g
食塩相当量	0g	カリウム	3mg	リン	3mg

たんぱく質5g分の重量 54g

春巻きの皮 1枚 25g

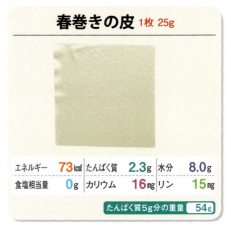

エネルギー	73kcal	たんぱく質	2.3g	水分	8.0g
食塩相当量	0g	カリウム	16mg	リン	15mg

たんぱく質5g分の重量 54g

ライスペーパー 1枚 10g

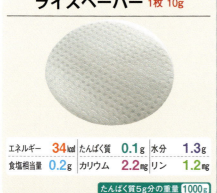

エネルギー	34kcal	たんぱく質	0.1g	水分	1.3g
食塩相当量	0.2g	カリウム	2.2mg	リン	1.2mg

たんぱく質5g分の重量 1000g

ピザクラスト 9インチ 1枚 130g

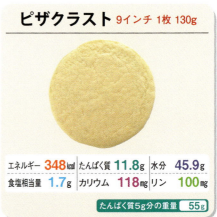

エネルギー	348kcal	たんぱく質	11.8g	水分	45.9g
食塩相当量	1.7g	カリウム	118mg	リン	100mg

たんぱく質5g分の重量 55g

腎臓病の人のためのコラム❷

特別用途食品のこと

腎臓病の食事療法では、たんぱく質量を特別用途食品で調整することも必要です。そのことは 13 ページでも触れましたが、そもそも特別用途食品とはどのようなものでしょうか？　知っておくと食事作りに役立ちます。

特別用途食品とは？

　病気の予防、治療やコントロール、さらに健康の維持などに対して特定の具体的な目的を持って作られたものを「特別用途食品」といいます。

　腎臓病と関係が深い食品としては、たんぱく質、ナトリウムを調整した食品があります。主に食事の制限が厳しいときに活用されますが、医師や栄養士と相談のうえ、個々の食生活に応じて上手に活用することによって、無理のない食事を楽しむことができます。

ココを☑
たんぱく質調整米とでんぷん米の違いは?

　たんぱく質調整米は、精白米からたんぱく質を除去したものです。製品によって除去方法は異なりますが、一般的に洗浄した精白米を酵素液や乳酸菌入りの液に浸水させ、たんぱく質を除去します。

　一方、でんぷん米の原料はコーンスターチ（とうもろこしでんぷん）で、米はまったく使用されていません。コーンスターチを米の形に成形して作ります。メーカーにより製造方法は異なります。たんぱく質量はもちろん、味や食感に違いがありますので、必要に応じて好みの食品を見つけるとよいでしょう。

低たんぱく質食品

たんぱく質摂取制限を必要とする疾患（腎臓疾患など）の治療と予防を目的として作られたものです。たんぱく質が通常食品の 50％以下で、エネルギー量は通常食品とほぼ同程度の食品。米やご飯、めん類、パンなどがあります。

低ナトリウム食品

体内のナトリウムの貯留が問題となる疾患、腎疾患や高血圧症などの治療の補助と予防を目的に作られた食品。ナトリウム含有量を通常食品の 50％以下に抑えた食品。ただし、しょうゆについては製品100g中3,550mg以下のもの。減塩しょうゆやみそなど、多くの調味料があります。

肉類

● 牛肉

牛肩ロース（脂身つき）薄切り1枚 60g

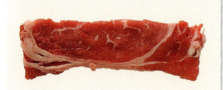

| エネルギー | 191 kcal | たんぱく質 | 9.7g | 水分 | 33.8g |
| 食塩相当量 | 0.1g | カリウム | 156mg | リン | 84mg |

たんぱく質5g分の重量 31g

牛バラ（カルビ）焼き肉用1枚 25g

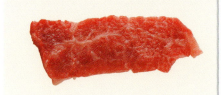

| エネルギー | 107 kcal | たんぱく質 | 3.2g | 水分 | 11.9g |
| 食塩相当量 | 微 | カリウム | 48mg | リン | 28mg |

たんぱく質5g分の重量 39g

牛もも（脂身つき）薄切り1枚 50g

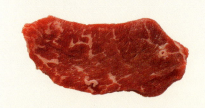

| エネルギー | 105 kcal | たんぱく質 | 9.8g | 水分 | 32.9g |
| 食塩相当量 | 0.1g | カリウム | 165mg | リン | 90mg |

たんぱく質5g分の重量 26g

牛ヒレ 5cm角 125g

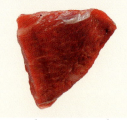

| エネルギー | 244 kcal | たんぱく質 | 26.0g | 水分 | 84.1g |
| 食塩相当量 | 0.1g | カリウム | 475mg | リン | 250mg |

たんぱく質5g分の重量 24g

牛リブロース（脂身つき）1cm厚さ1枚 150g

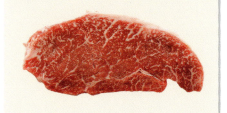

| エネルギー | 614 kcal | たんぱく質 | 21.2g | 水分 | 71.9g |
| 食塩相当量 | 0.2g | カリウム | 345mg | リン | 180mg |

たんぱく質5g分の重量 35g

牛サーロイン（脂身つき）1cm厚さ1枚 150g

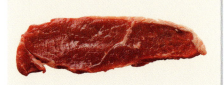

| エネルギー | 501 kcal | たんぱく質 | 24.8g | 水分 | 81.6g |
| 食塩相当量 | 0.2g | カリウム | 405mg | リン | 225mg |

たんぱく質5g分の重量 30g

● 豚肉

豚肩ロース（脂身つき） 薄切り1枚 20g

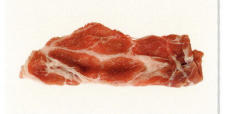

エネルギー	51 kcal	たんぱく質	3.4 g	水分	12.5 g
食塩相当量	微	カリウム	60 mg	リン	32 mg

たんぱく質5g分の重量 29g

豚ロース（脂身つき） しょうが焼き用薄切り1枚 25g

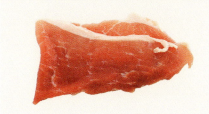

エネルギー	66 kcal	たんぱく質	4.8 g	水分	15.1 g
食塩相当量	微	カリウム	78 mg	リン	45 mg

たんぱく質5g分の重量 26g

豚もも（脂身つき） ソテー用1枚 90g

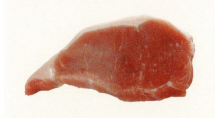

エネルギー	165 kcal	たんぱく質	18.5 g	水分	61.3 g
食塩相当量	0.1 g	カリウム	315 mg	リン	180 mg

たんぱく質5g分の重量 24g

豚もも（脂身なし） 一口カツ用ブロック150g

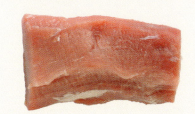

エネルギー	222 kcal	たんぱく質	32.3 g	水分	106.8 g
食塩相当量	0.2 g	カリウム	540 mg	リン	315 mg

たんぱく質5g分の重量 23g

豚ヒレ 一口カツ用1枚 80g

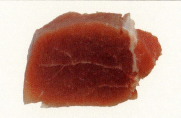

エネルギー	104 kcal	たんぱく質	17.8 g	水分	58.7 g
食塩相当量	0.1 g	カリウム	344 mg	リン	184 mg

たんぱく質5g分の重量 23g

豚バラ 薄切り1枚 20g

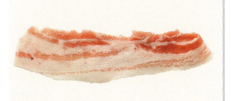

エネルギー	79 kcal	たんぱく質	2.9 g	水分	9.9 g
食塩相当量	微	カリウム	48 mg	リン	26 mg

たんぱく質5g分の重量 35g

肉類

● 鶏肉

鶏もも肉（皮つき） 1枚 250g
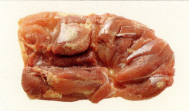
- エネルギー 510 kcal
- たんぱく質 41.5 g
- 水分 171.3 g
- 食塩相当量 0.5 g
- カリウム 725 mg
- リン 425 mg
- たんぱく質5g分の重量 30g

鶏もも肉（皮つき） 1/5枚 50g

- エネルギー 102 kcal
- たんぱく質 8.3 g
- 水分 34.3 g
- 食塩相当量 0.1 g
- カリウム 145 mg
- リン 85 mg
- たんぱく質5g分の重量 30g

鶏もも肉（皮なし） 1枚 180g
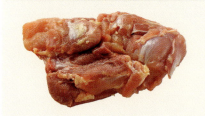
- エネルギー 229 kcal
- たんぱく質 34.2 g
- 水分 137.0 g
- 食塩相当量 0.4 g
- カリウム 576 mg
- リン 342 mg
- たんぱく質5g分の重量 26g

鶏もも肉（皮なし） 約1/4枚 50g
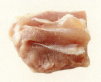
- エネルギー 64 kcal
- たんぱく質 9.5 g
- 水分 38.1 g
- 食塩相当量 0.1 g
- カリウム 160 mg
- リン 95 mg
- たんぱく質5g分の重量 26g

鶏胸肉（皮つき） 1枚 200g
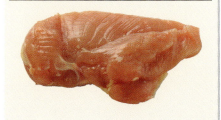
- エネルギー 290 kcal
- たんぱく質 42.6 g
- 水分 145.2 g
- 食塩相当量 0.2 g
- カリウム 680 mg
- リン 400 mg
- たんぱく質5g分の重量 23g

鶏胸肉（皮つき） 1/4枚 50g
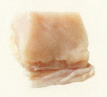
- エネルギー 73 kcal
- たんぱく質 10.7 g
- 水分 36.3 g
- 食塩相当量 0.1 g
- カリウム 170 mg
- リン 100 mg
- たんぱく質5g分の重量 23g

● 鶏肉

鶏胸肉（皮なし） 1枚 170g

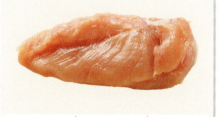

| エネルギー | 197kcal | たんぱく質 | 39.6g | 水分 | 126.8g |
| 食塩相当量 | 0.2g | カリウム | 629mg | リン | 374mg |

たんぱく質5g分の重量 21g

鶏胸肉（皮なし） 50g

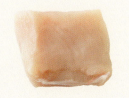

| エネルギー | 58kcal | たんぱく質 | 11.7g | 水分 | 37.3g |
| 食塩相当量 | 0.1g | カリウム | 185mg | リン | 110mg |

たんぱく質5g分の重量 21g

鶏ささ身 1本 40g
（正味 38g）

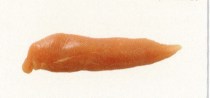

| エネルギー | 40kcal | たんぱく質 | 8.7g | 水分 | 28.5g |
| 食塩相当量 | 微 | カリウム | 160mg | リン | 84mg |

たんぱく質5g分の重量 22g

鶏もも（骨つき） 1本 300g
（正味 210g）

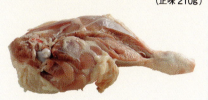

| エネルギー | 428kcal | たんぱく質 | 34.9g | 水分 | 143.9g |
| 食塩相当量 | 0.4g | カリウム | 609mg | リン | 357mg |

たんぱく質5g分の重量 30g

鶏手羽元 1本 60g
（正味 42g）

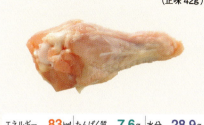

| エネルギー | 83kcal | たんぱく質 | 7.6g | 水分 | 28.9g |
| 食塩相当量 | 0.1g | カリウム | 97mg | リン | 63mg |

たんぱく質5g分の重量 27g

鶏手羽先 1本 70g
（正味 42g）

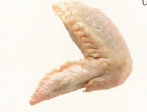

| エネルギー | 95kcal | たんぱく質 | 7.3g | 水分 | 28.2g |
| 食塩相当量 | 0.1g | カリウム | 88mg | リン | 59mg |

たんぱく質5g分の重量 29g

肉類

● ひき肉、レバー

牛ひき肉 卵大ひとかたまり 30g

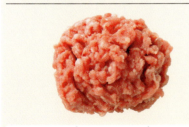

| エネルギー | 82 kcal | たんぱく質 | 5.1 g | 水分 | 18.4 g |
| 食塩相当量 | 0.1 g | カリウム | 78 mg | リン | 30 mg |

たんぱく質5g分の重量 29g

豚ひき肉 卵大ひとかたまり 30g

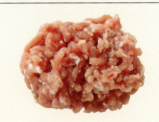

| エネルギー | 71 kcal | たんぱく質 | 5.3 g | 水分 | 19.4 g |
| 食塩相当量 | 微 | カリウム | 87 mg | リン | 36 mg |

たんぱく質5g分の重量 28g

鶏ひき肉 卵大ひとかたまり 30g

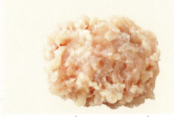

| エネルギー | 56 kcal | たんぱく質 | 5.3 g | 水分 | 21.1 g |
| 食塩相当量 | 微 | カリウム | 75 mg | リン | 33 mg |

たんぱく質5g分の重量 29g

牛レバー 薄切り2切れ 45g

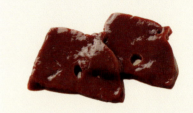

| エネルギー | 59 kcal | たんぱく質 | 8.8 g | 水分 | 32.2 g |
| 食塩相当量 | 0.1 g | カリウム | 135 mg | リン | 149 mg |

たんぱく質5g分の重量 26g

豚レバー 薄切り2切れ 30g

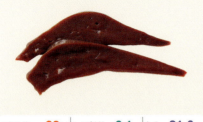

| エネルギー | 38 kcal | たんぱく質 | 6.1 g | 水分 | 21.6 g |
| 食塩相当量 | 微 | カリウム | 87 mg | リン | 102 mg |

たんぱく質5g分の重量 25g

鶏レバー 30g

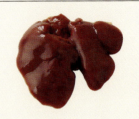

| エネルギー | 33 kcal | たんぱく質 | 5.7 g | 水分 | 22.7 g |
| 食塩相当量 | 0.1 g | カリウム | 99 mg | リン | 90 mg |

たんぱく質5g分の重量 26g

● そのほかの肉・肉加工品

牛たん 薄切り3切れ 45g

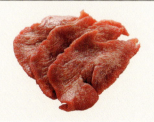

| エネルギー | 160kcal | たんぱく質 | 6.0g | 水分 | 24.3g |
| 食塩相当量 | 0.1g | カリウム | 104mg | リン | 59mg |

たんぱく質5g分の重量 38g

鶏砂肝 1個 30g

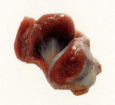

| エネルギー | 28kcal | たんぱく質 | 5.5g | 水分 | 23.7g |
| 食塩相当量 | 微 | カリウム | 69mg | リン | 42mg |

たんぱく質5g分の重量 27g

ラムロース 薄切り1枚 50g

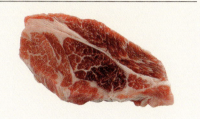

| エネルギー | 155kcal | たんぱく質 | 7.8g | 水分 | 28.3g |
| 食塩相当量 | 0.1g | カリウム | 125mg | リン | 70mg |

たんぱく質5g分の重量 32g

ロースハム 1枚 20g

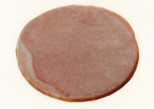

| エネルギー | 39kcal | たんぱく質 | 3.3g | 水分 | 13.0g |
| 食塩相当量 | 0.5g | カリウム | 52mg | リン | 68mg |

たんぱく質5g分の重量 30g

ボンレスハム 1枚 20g

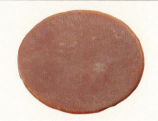

| エネルギー | 24kcal | たんぱく質 | 3.7g | 水分 | 14.4g |
| 食塩相当量 | 0.6g | カリウム | 52mg | リン | 68mg |

たんぱく質5g分の重量 27g

生ハム（促成） 1枚 7g

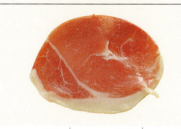

| エネルギー | 17kcal | たんぱく質 | 1.7g | 水分 | 3.9g |
| 食塩相当量 | 0.2g | カリウム | 33mg | リン | 14mg |

たんぱく質5g分の重量 21g

肉類

● 肉加工品

ベーコン 1枚 15g

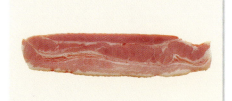

| エネルギー | 61 kcal | たんぱく質 | 1.9 g | 水分 | 6.8 g |
| 食塩相当量 | 0.3 g | カリウム | 32 mg | リン | 35 mg |

たんぱく質5g分の重量 39g

ウインナソーセージ 1本 20g

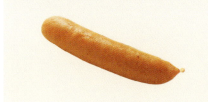

| エネルギー | 64 kcal | たんぱく質 | 2.6 g | 水分 | 10.6 g |
| 食塩相当量 | 0.4 g | カリウム | 36 mg | リン | 38 mg |

たんぱく質5g分の重量 38g

フランクフルトソーセージ 1本 50g

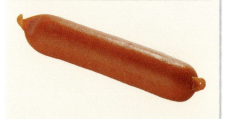

| エネルギー | 149 kcal | たんぱく質 | 6.4 g | 水分 | 27.0 g |
| 食塩相当量 | 1.0 g | カリウム | 100 mg | リン | 85 mg |

たんぱく質5g分の重量 39g

サラミソーセージ（セミドライ） 1枚 10g

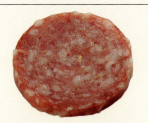

| エネルギー | 34 kcal | たんぱく質 | 1.5 g | 水分 | 4.9 g |
| 食塩相当量 | 0.3 g | カリウム | 25 mg | リン | 22 mg |

たんぱく質5g分の重量 32g

コンビーフ缶詰め 小1缶 100g

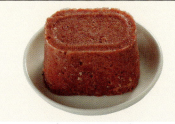

| エネルギー | 203 kcal | たんぱく質 | 19.8 g | 水分 | 63.4 g |
| 食塩相当量 | 1.8 g | カリウム | 110 mg | リン | 120 mg |

たんぱく質5g分の重量 25g

焼き豚 1cm厚さ 20g

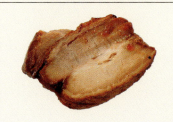

| エネルギー | 34 kcal | たんぱく質 | 3.9 g | 水分 | 12.9 g |
| 食塩相当量 | 0.5 g | カリウム | 58 mg | リン | 52 mg |

たんぱく質5g分の重量 26g

魚介類

● 一尾魚、切り身魚

あじ 中1尾150g
（正味 68g）

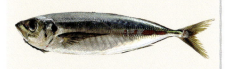

エネルギー	86kcal	たんぱく質	13.4g	水分	51.1g
食塩相当量	0.2g	カリウム	245mg	リン	156mg

たんぱく質5g分の重量 25g

あゆ 1尾 80g
（正味 40g）

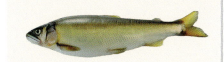

成分値は養殖のもの

エネルギー	61kcal	たんぱく質	7.1g	水分	28.8g
食塩相当量	微	カリウム	144mg	リン	128mg

たんぱく質5g分の重量 28g

いわし（まいわし）中1尾100g
（正味 40g）

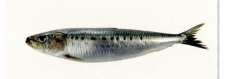

エネルギー	68kcal	たんぱく質	7.7g	水分	27.6g
食塩相当量	0.1g	カリウム	108mg	リン	92mg

たんぱく質5g分の重量 26g

かたくちいわし 1尾 15g
（正味 8g）

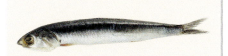

エネルギー	15kcal	たんぱく質	1.5g	水分	5.5g
食塩相当量	微	カリウム	24mg	リン	19mg

たんぱく質5g分の重量 27g

かじき（めかじき）1切れ120g

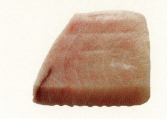

エネルギー	184kcal	たんぱく質	23.0g	水分	86.6g
食塩相当量	0.2g	カリウム	528mg	リン	312mg

たんぱく質5g分の重量 26g

かつお刺し身用 3切れ 60g

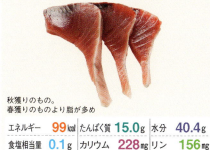

秋獲りのもの。
春獲りのものより脂が多め

エネルギー	99kcal	たんぱく質	15.0g	水分	40.4g
食塩相当量	0.1g	カリウム	228mg	リン	156mg

たんぱく質5g分の重量 20g

魚介類

● 一尾魚、切り身魚

子持ちがれい 1切れ 170g
(正味 102g)

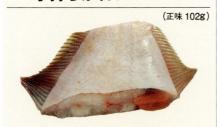

エネルギー	146 kcal	たんぱく質	20.3 g	水分	74.2 g
食塩相当量	0.2 g	カリウム	296 mg	リン	204 mg

たんぱく質5g分の重量 25g

きす 1尾 40g
(正味 18g)

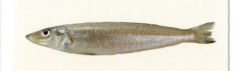

エネルギー	14 kcal	たんぱく質	3.3 g	水分	14.5 g
食塩相当量	0.1 g	カリウム	61 mg	リン	32 mg

たんぱく質5g分の重量 27g

きんめだい 1切れ 120g

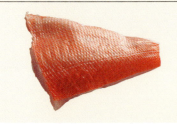

エネルギー	192 kcal	たんぱく質	21.4 g	水分	86.5 g
食塩相当量	0.1 g	カリウム	396 mg	リン	588 mg

たんぱく質5g分の重量 28g

キングサーモン 1切れ 100g

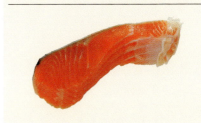

エネルギー	200 kcal	たんぱく質	19.5 g	水分	66.5 g
食塩相当量	0.1 g	カリウム	380 mg	リン	250 mg

たんぱく質5g分の重量 26g

鮭 1切れ 80g

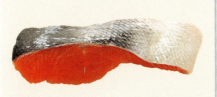

成分値はしろさけのもの

エネルギー	106 kcal	たんぱく質	17.8 g	水分	57.8 g
食塩相当量	0.2 g	カリウム	280 mg	リン	192 mg

たんぱく質5g分の重量 22g

さば 1切れ 120g

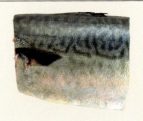

エネルギー	296 kcal	たんぱく質	24.7 g	水分	74.5 g
食塩相当量	0.4 g	カリウム	396 mg	リン	264 mg

たんぱく質5g分の重量 24g

● 一尾魚、切り身魚

さんま 1尾 150g
(正味 98g)

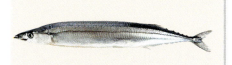

| エネルギー | 291 kcal | たんぱく質 | 17.2 g | 水分 | 56.6 g |
| 食塩相当量 | 0.3 g | カリウム | 186 mg | リン | 167 mg |

たんぱく質5g分の重量 28g

たい（まだい） 1切れ 80g

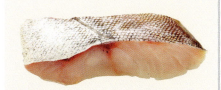

成分値は天然のもの

| エネルギー | 114 kcal | たんぱく質 | 16.5 g | 水分 | 57.8 g |
| 食塩相当量 | 0.1 g | カリウム | 352 mg | リン | 176 mg |

たんぱく質5g分の重量 24g

たら 1切れ 80g

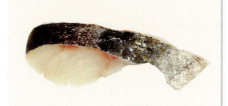

| エネルギー | 62 kcal | たんぱく質 | 14.1 g | 水分 | 64.7 g |
| 食塩相当量 | 0.2 g | カリウム | 280 mg | リン | 184 mg |

たんぱく質5g分の重量 28g

ぶり 1切れ 80g

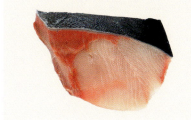

| エネルギー | 206 kcal | たんぱく質 | 17.1 g | 水分 | 47.7 g |
| 食塩相当量 | 0.1 g | カリウム | 304 mg | リン | 104 mg |

たんぱく質5g分の重量 23g

まぐろ・赤身 刺し身用3切れ 50g

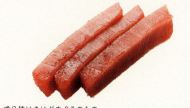

成分値はきはだまぐろのもの

| エネルギー | 53 kcal | たんぱく質 | 12.2 g | 水分 | 37.0 g |
| 食塩相当量 | 0.1 g | カリウム | 225 mg | リン | 145 mg |

たんぱく質5g分の重量 21g

まぐろ・トロ 刺し身用3切れ 50g

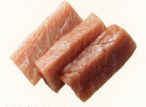

成分値はくろまぐろのもの

| エネルギー | 172 kcal | たんぱく質 | 10.1 g | 水分 | 25.7 g |
| 食塩相当量 | 0.1 g | カリウム | 115 mg | リン | 90 mg |

たんぱく質5g分の重量 25g

魚介類

●いか、たこ、えび

するめいか 1ぱい 300g
(正味 210g)

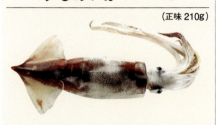

| エネルギー | 174 kcal | たんぱく質 | 37.6g | 水分 | 168.4g |
| 食塩相当量 | 1.1g | カリウム | 630mg | リン | 525mg |

たんぱく質5g分の重量 28g

やりいか(小) 1ぱい 50g
(正味 38g)

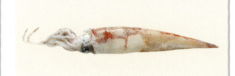

| エネルギー | 32 kcal | たんぱく質 | 6.7g | 水分 | 30.3g |
| 食塩相当量 | 0.2g | カリウム | 114mg | リン | 106mg |

たんぱく質5g分の重量 28g

ほたるいか 1ぱい 5g

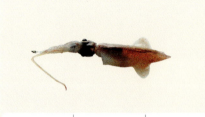

| エネルギー | 4 kcal | たんぱく質 | 0.6g | 水分 | 4.2g |
| 食塩相当量 | 微 | カリウム | 15mg | リン | 9mg |

たんぱく質5g分の重量 42g

たこ(ゆで) 足1本 150g

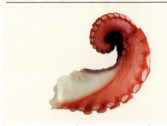

| エネルギー | 149 kcal | たんぱく質 | 32.6g | 水分 | 114.3g |
| 食塩相当量 | 0.9g | カリウム | 360mg | リン | 180mg |

たんぱく質5g分の重量 23g

大正えび 小1尾 40g
(正味 18g)

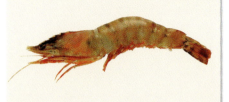

| エネルギー | 17 kcal | たんぱく質 | 3.9g | 水分 | 13.7g |
| 食塩相当量 | 0.1g | カリウム | 65mg | リン | 54mg |

たんぱく質5g分の重量 23g

ブラックタイガー 1尾 40g
(正味 18g)

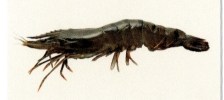

| エネルギー | 15 kcal | たんぱく質 | 3.3g | 水分 | 14.4g |
| 食塩相当量 | 0.1g | カリウム | 41mg | リン | 38mg |

たんぱく質5g分の重量 27g

● えび、かに、貝類

甘えび 5尾 100g
（正味 35g）

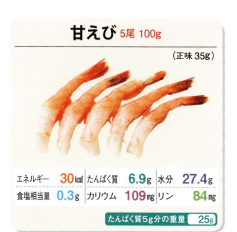

エネルギー	30 kcal	たんぱく質	6.9 g	水分	27.4 g
食塩相当量	0.3 g	カリウム	109 mg	リン	84 mg

たんぱく質5g分の重量 25g

さくらえび（ゆで） 大さじ2杯 20g

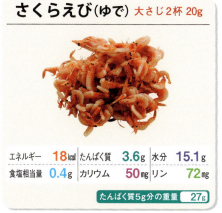

エネルギー	18 kcal	たんぱく質	3.6 g	水分	15.1 g
食塩相当量	0.4 g	カリウム	50 mg	リン	72 mg

たんぱく質5g分の重量 27g

たらばがに（ゆで） 足1本 180g
（正味 72g）

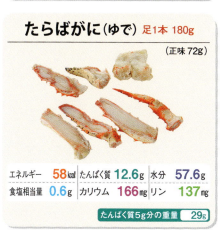

エネルギー	58 kcal	たんぱく質	12.6 g	水分	57.6 g
食塩相当量	0.6 g	カリウム	166 mg	リン	137 mg

たんぱく質5g分の重量 29g

あさり 殻つき20個 200g
（正味 80g）

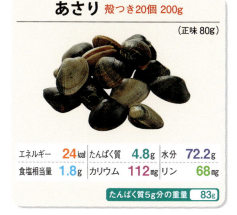

エネルギー	24 kcal	たんぱく質	4.8 g	水分	72.2 g
食塩相当量	1.8 g	カリウム	112 mg	リン	68 mg

たんぱく質5g分の重量 83g

カキ 殻つき2個 100g
（正味 25g）

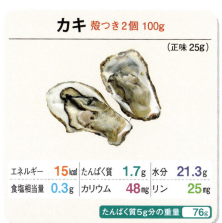

エネルギー	15 kcal	たんぱく質	1.7 g	水分	21.3 g
食塩相当量	0.3 g	カリウム	48 mg	リン	25 mg

たんぱく質5g分の重量 76g

しじみ 50個 150g
（正味 38g）

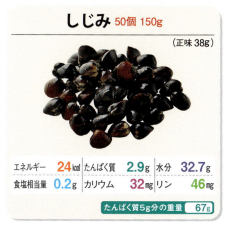

エネルギー	24 kcal	たんぱく質	2.9 g	水分	32.7 g
食塩相当量	0.2 g	カリウム	32 mg	リン	46 mg

たんぱく質5g分の重量 67g

魚介類

● 貝類、魚卵、魚介加工品

はまぐり 殻つき5個 150g
（正味 60g）

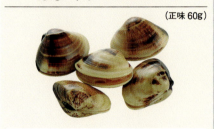

エネルギー	23 kcal	たんぱく質	3.7 g	水分	53.3 g
食塩相当量	1.2 g	カリウム	96 mg	リン	58 mg

たんぱく質5g分の重量 82g

ほたて貝貝柱 1個 30g

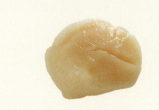

エネルギー	26 kcal	たんぱく質	5.1 g	水分	23.5 g
食塩相当量	0.1 g	カリウム	114 mg	リン	69 mg

たんぱく質5g分の重量 30g

イクラ 大さじ1杯 16g

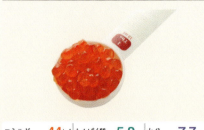

エネルギー	44 kcal	たんぱく質	5.2 g	水分	7.7 g
食塩相当量	0.4 g	カリウム	34 mg	リン	85 mg

たんぱく質5g分の重量 15g

たらこ 1/2腹 50g

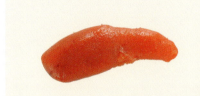

エネルギー	70 kcal	たんぱく質	12.0 g	水分	32.6 g
食塩相当量	2.3 g	カリウム	150 mg	リン	195 mg

たんぱく質5g分の重量 21g

辛子明太子 1/2腹 50g

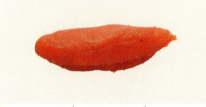

エネルギー	63 kcal	たんぱく質	10.5 g	水分	33.3 g
食塩相当量	2.8 g	カリウム	90 mg	リン	145 mg

たんぱく質5g分の重量 24g

しらす干し（微乾燥品） 大さじ2杯 10g

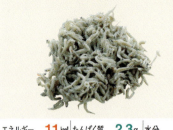

エネルギー	11 kcal	たんぱく質	2.3 g	水分	7.0 g
食塩相当量	0.4 g	カリウム	21 mg	リン	47 mg

たんぱく質5g分の重量 22g

● 魚介加工品

あじ開き干し 中1尾 80g
(正味 52g)

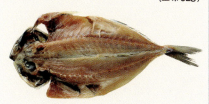

エネルギー	87kcal	たんぱく質	10.5g	水分	35.6g
食塩相当量	0.9g	カリウム	161mg	リン	114mg

たんぱく質5g分の重量 25g

塩鮭 1切れ 80g

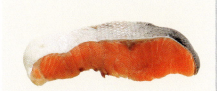

成分値はしろさけのもの

エネルギー	159kcal	たんぱく質	17.9g	水分	50.9g
食塩相当量	1.4g	カリウム	256mg	リン	216mg

たんぱく質5g分の重量 22g

ししゃも(生干し) 1尾 20g

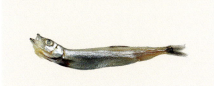

成分値はカラフトししゃも(子持ち)のもの

エネルギー	35kcal	たんぱく質	3.1g	水分	13.9g
食塩相当量	0.3g	カリウム	40mg	リン	72mg

たんぱく質5g分の重量 32g

ほっけ開き干し(生干し) 1/2尾 150g
(正味 98g)

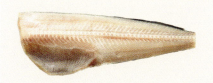

エネルギー	172kcal	たんぱく質	20.2g	水分	65.7g
食塩相当量	1.8g	カリウム	382mg	リン	323mg

たんぱく質5g分の重量 24g

うなぎかば焼き 1/3尾 50g

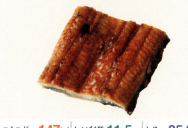

エネルギー	147kcal	たんぱく質	11.5g	水分	25.3g
食塩相当量	0.7g	カリウム	150mg	リン	150mg

たんぱく質5g分の重量 22g

煮干し 5尾 10g

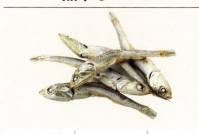

エネルギー	33kcal	たんぱく質	6.5g	水分	1.6g
食塩相当量	0.4g	カリウム	120mg	リン	150mg

たんぱく質5g分の重量 8g

魚介類

● 魚介加工品

かつお節（削り節） 1パック 5g

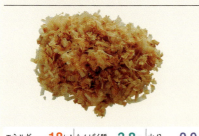

| エネルギー | 18kcal | たんぱく質 | 3.8g | 水分 | 0.9g |
| 食塩相当量 | 0.1g | カリウム | 41mg | リン | 34mg |

たんぱく質5g分の重量 7g

かに風味かまぼこ 1本 11g

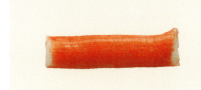

| エネルギー | 10kcal | たんぱく質 | 1.3g | 水分 | 8.3g |
| 食塩相当量 | 0.2g | カリウム | 8mg | リン | 8mg |

たんぱく質5g分の重量 41g

かまぼこ（蒸し） 3切れ 50g

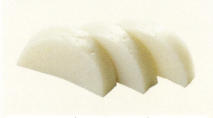

| エネルギー | 48kcal | たんぱく質 | 6.0g | 水分 | 37.2g |
| 食塩相当量 | 1.3g | カリウム | 55mg | リン | 30mg |

たんぱく質5g分の重量 42g

さつま揚げ 1枚 65g

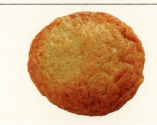

| エネルギー | 90kcal | たんぱく質 | 8.1g | 水分 | 43.9g |
| 食塩相当量 | 1.2g | カリウム | 39mg | リン | 46mg |

たんぱく質5g分の重量 40g

焼きちくわ 小1本 30g

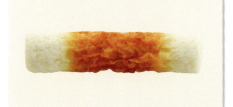

| エネルギー | 36kcal | たんぱく質 | 3.7g | 水分 | 21.0g |
| 食塩相当量 | 0.6g | カリウム | 29mg | リン | 33mg |

たんぱく質5g分の重量 41g

はんぺん 1/2枚 50g

| エネルギー | 47kcal | たんぱく質 | 5.0g | 水分 | 37.9g |
| 食塩相当量 | 0.8g | カリウム | 80mg | リン | 55mg |

たんぱく質5g分の重量 51g

● 魚介加工品

魚肉ソーセージ 1本 70g

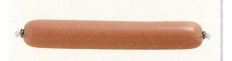

| エネルギー | 113 kcal | たんぱく質 | 8.1 g | 水分 | 46.3 g |
| 食塩相当量 | 1.5 g | カリウム | 49 mg | リン | 140 mg |

たんぱく質5g分の重量 43g

ツナ缶（味つけ・フレーク）小1缶 80g

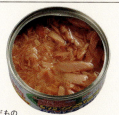

成分値は缶汁を含んだもの

| エネルギー | 109 kcal | たんぱく質 | 15.2 g | 水分 | 52.6 g |
| 食塩相当量 | 1.5 g | カリウム | 224 mg | リン | 280 mg |

たんぱく質5g分の重量 26g

ツナ缶（油漬け）ホワイト（フレーク）小1缶 80g

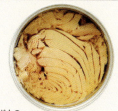

成分値は缶汁を含んだもの

| エネルギー | 230 kcal | たんぱく質 | 15.0 g | 水分 | 44.8 g |
| 食塩相当量 | 0.7 g | カリウム | 152 mg | リン | 216 mg |

たんぱく質5g分の重量 27g

さば水煮缶詰め 1缶 190g

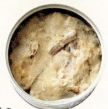

成分値は缶汁を除いたもの

| エネルギー | 361 kcal | たんぱく質 | 39.7 g | 水分 | 125.4 g |
| 食塩相当量 | 1.7 g | カリウム | 494 mg | リン | 361 mg |

たんぱく質5g分の重量 24g

さばみそ煮缶詰め 1缶 190g

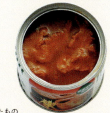

成分値は缶汁を除いたもの

| エネルギー | 412 kcal | たんぱく質 | 31.0 g | 水分 | 115.9 g |
| 食塩相当量 | 2.1 g | カリウム | 475 mg | リン | 475 mg |

たんぱく質5g分の重量 31g

さんまかば焼き缶詰め 1缶 100g

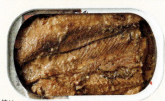

成分値は缶汁を含んだもの

| エネルギー | 225 kcal | たんぱく質 | 17.4 g | 水分 | 57.0 g |
| 食塩相当量 | 1.5 g | カリウム | 250 mg | リン | 260 mg |

たんぱく質5g分の重量 29g

魚介類

● 魚介加工品

あさり水煮缶詰め 小1缶 45g

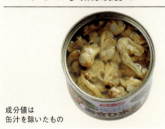

成分値は缶汁を除いたもの

エネルギー	51 kcal	たんぱく質	9.1 g	水分	32.9 g
食塩相当量	0.5 g	カリウム	4 mg	リン	117 mg

たんぱく質5g分の重量 25g

かに水煮缶詰め 中1缶 110g

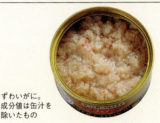

ずわいがに。
成分値は缶汁を除いたもの

エネルギー	80 kcal	たんぱく質	17.9 g	水分	89.2 g
食塩相当量	1.9 g	カリウム	23 mg	リン	132 mg

たんぱく質5g分の重量 31g

鮭水煮缶詰め 1缶 220g

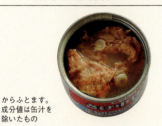

からふとます。
成分値は缶汁を除いたもの

エネルギー	343 kcal	たんぱく質	45.5 g	水分	153.3 g
食塩相当量	2.0 g	カリウム	660 mg	リン	704 mg

たんぱく質5g分の重量 24g

ほたて貝柱水煮缶詰め 1缶 80g

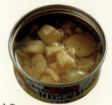

成分値は缶汁を除いたもの

エネルギー	75 kcal	たんぱく質	15.6 g	水分	61.1 g
食塩相当量	0.8 g	カリウム	200 mg	リン	136 mg

たんぱく質5g分の重量 26g

アンチョビフィレ 1缶 50g

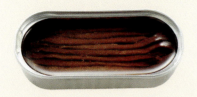

成分値は缶汁を除いたもの

エネルギー	79 kcal	たんぱく質	12.1 g	水分	27.2 g
食塩相当量	6.6 g	カリウム	70 mg	リン	90 mg

たんぱく質5g分の重量 21g

オイルサーディン 1缶 105g

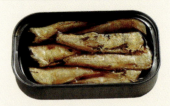

成分値は缶汁を含んだもの

エネルギー	377 kcal	たんぱく質	21.3 g	水分	48.5 g
食塩相当量	0.8 g	カリウム	294 mg	リン	389 mg

たんぱく質5g分の重量 25g

腎臓病の人のためのコラム❸

肉を選ぶときに知っておきたいポイント

肉は部位や種類によって栄養成分にも違いがあります。それぞれ19ページからの成分表でたんぱく質量などを示していますので、参考にしてください。ここでは和牛と国産牛の違いなど、知っておくと役立つ情報をご紹介します。

和牛と国産牛の違いは？

一般に売られている牛肉は、和牛、国産牛、輸入牛の3種。和牛は松阪牛や米沢牛など、銘柄牛が対象で、国産牛は乳用肥育牛（ホルスタイン）です。赤身の多い輸入牛よりも、脂肪が多い国産牛が、さらに国産牛のなかでも和牛のほうが、たんぱく質が少なくなります（＊本書では国産牛での数値を採用しています）。

肩ロース（脂身つき）100gのたんぱく質量でくらべると…

和牛 13.8g ＜ 国産牛 16.2g ＜ 輸入牛 17.9g

黒豚って？

豚には中型種と大型種があります。一般に売られているのは大型種。「黒豚」として売られているの中型種で肉の味がよく、生産量は少なめです。部位によってたんぱく質量に違いはありますが、肩ロースでくらべると、黒豚のほうがたんぱく質は少なめです（＊本書では大型種での数値を採用しています）。

肩ロース（脂身つき）100gのたんぱく質量でくらべると…

大型種 17.1g ＜ 中型種（黒豚） 17.7g

ブロイラーって？

鶏肉は成長の程度で「成鶏肉」と「若鶏肉」に区別されますが、一般に売られているのは、若鶏肉（ブロイラー）で、生後3カ月未満をさします。鶏肉は肉類のなかでは脂肪が少なく、高たんぱくです。もも肉、胸肉ともに皮つきを選ぶと、たんぱく質量が抑えられ、エネルギー確保にも役立ちます。

100gのたんぱく質量でくらべると…

もも肉（皮つき） 16.6g ＜ 手羽（皮つき） 17.8g ＜ 胸肉（皮つき） 21.3g ＜ ささ身 23.0g

豆・豆製品

● 大豆・大豆製品

大豆（乾燥） 1/4カップ 40g
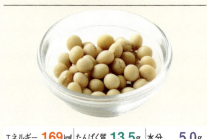
- エネルギー 169kcal
- たんぱく質 13.5g
- 水分 5.0g
- 食塩相当量 0g
- カリウム 760mg
- リン 196mg
- たんぱく質5g分の重量 15g

大豆（水煮缶詰） 1/4カップ 30g
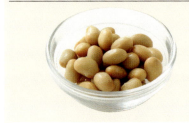
- エネルギー 42kcal
- たんぱく質 3.9g
- 水分 21.5g
- 食塩相当量 0.2g
- カリウム 25mg
- リン 51mg
- たんぱく質5g分の重量 39g

木綿豆腐 1丁 300g
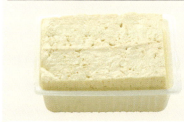
- エネルギー 216kcal
- たんぱく質 19.8g
- 水分 260.4g
- 食塩相当量 0.3g
- カリウム 420mg
- リン 330mg
- たんぱく質5g分の重量 76g

木綿豆腐 1/3丁 100g
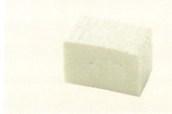
- エネルギー 72kcal
- たんぱく質 6.6g
- 水分 86.8g
- 食塩相当量 0.1g
- カリウム 140mg
- リン 110mg
- たんぱく質5g分の重量 76g

絹ごし豆腐 1丁 300g
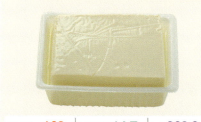
- エネルギー 168kcal
- たんぱく質 14.7g
- 水分 268.2g
- 食塩相当量 0g
- カリウム 450mg
- リン 243mg
- たんぱく質5g分の重量 102g

絹ごし豆腐 1/3丁 100g
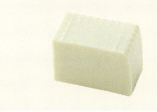
- エネルギー 56kcal
- たんぱく質 4.9g
- 水分 89.4g
- 食塩相当量 0g
- カリウム 150mg
- リン 81mg
- たんぱく質5g分の重量 102g

● 大豆・大豆製品

焼き豆腐 1丁 300g

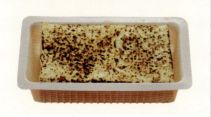

エネルギー	264 kcal	たんぱく質	23.4 g	水分	254.4 g
食塩相当量	0 g	カリウム	270 mg	リン	330 mg

たんぱく質5g分の重量 64g

納豆 小1パック 50g

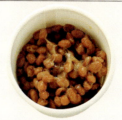

エネルギー	100 kcal	たんぱく質	8.3 g	水分	29.8 g
食塩相当量	0 g	カリウム	330 mg	リン	95 mg

たんぱく質5g分の重量 30g

厚揚げ 1枚 150g

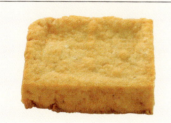

エネルギー	225 kcal	たんぱく質	16.1 g	水分	113.9 g
食塩相当量	0 g	カリウム	180 mg	リン	225 mg

たんぱく質5g分の重量 47g

油揚げ 1枚 20g

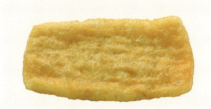

エネルギー	82 kcal	たんぱく質	4.7 g	水分	8.0 g
食塩相当量	0 g	カリウム	17 mg	リン	70 mg

たんぱく質5g分の重量 21g

がんもどき 中1個 70g

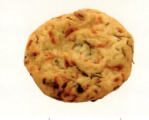

エネルギー	160 kcal	たんぱく質	10.7 g	水分	44.5 g
食塩相当量	0.4 g	カリウム	56 mg	リン	140 mg

たんぱく質5g分の重量 33g

高野豆腐 1個 20g

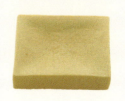

エネルギー	107 kcal	たんぱく質	10.1 g	水分	1.4 g
食塩相当量	0.2 g	カリウム	7 mg	リン	164 mg

たんぱく質5g分の重量 10g

豆・豆製品

● 大豆・大豆製品

おから カップ1杯 80g

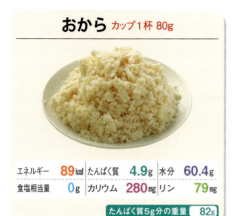

エネルギー	89 kcal	たんぱく質	4.9 g	水分	60.4 g
食塩相当量	0 g	カリウム	280 mg	リン	79 mg

たんぱく質5g分の重量 82g

豆乳 コップ1杯（200㎖）210g

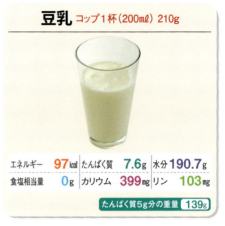

エネルギー	97 kcal	たんぱく質	7.6 g	水分	190.7 g
食塩相当量	0 g	カリウム	399 mg	リン	103 mg

たんぱく質5g分の重量 139g

調製豆乳プレーン コップ1杯（200㎖）210g

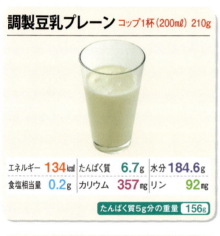

エネルギー	134 kcal	たんぱく質	6.3 g	水分	184.6 g
食塩相当量	0.2 g	カリウム	357 mg	リン	92 mg

たんぱく質5g分の重量 156g

ゆば（生） 1枚 15g

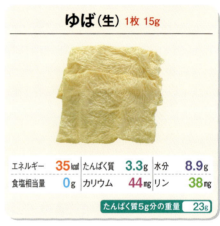

エネルギー	35 kcal	たんぱく質	3.3 g	水分	8.9 g
食塩相当量	0 g	カリウム	44 mg	リン	38 mg

たんぱく質5g分の重量 23g

ゆば（干し） 2枚 5g

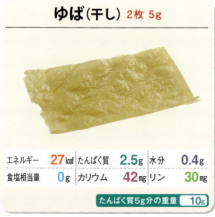

エネルギー	27 kcal	たんぱく質	2.5 g	水分	0.4 g
食塩相当量	0 g	カリウム	42 mg	リン	30 mg

たんぱく質5g分の重量 10g

きな粉 大さじ1杯 5g

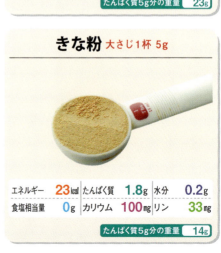

エネルギー	23 kcal	たんぱく質	1.8 g	水分	0.2 g
食塩相当量	0 g	カリウム	100 mg	リン	33 mg

たんぱく質5g分の重量 14g

● 大豆以外の豆ほか

あずき（乾燥） カップ1/2杯 85g

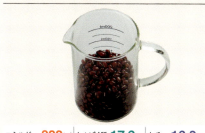

エネルギー	288 kcal	たんぱく質	17.3 g	水分	13.2 g
食塩相当量	0 g	カリウム	1275 mg	リン	298 mg

たんぱく質5g分の重量 25g

金時豆（乾燥） カップ1/2杯 80g

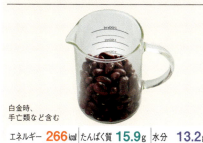

白金時、手亡類など含む

エネルギー	266 kcal	たんぱく質	15.9 g	水分	13.2 g
食塩相当量	0 g	カリウム	1200 mg	リン	320 mg

たんぱく質5g分の重量 25g

ひよこ豆（乾燥） カップ1/2杯 85g

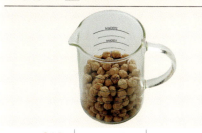

エネルギー	318 kcal	たんぱく質	17.0 g	水分	8.8 g
食塩相当量	0 g	カリウム	1020 mg	リン	230 mg

たんぱく質5g分の重量 25g

あずき（ゆで缶詰め） 20g

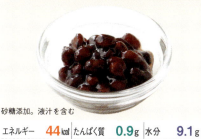

砂糖添加。液汁を含む

エネルギー	44 kcal	たんぱく質	0.9 g	水分	9.1 g
食塩相当量	微	カリウム	32 mg	リン	16 mg

たんぱく質5g分の重量 114g

うずら豆（煮豆） 20g

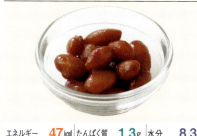

エネルギー	47 kcal	たんぱく質	1.3 g	水分	8.3 g
食塩相当量	0.1 g	カリウム	46 mg	リン	20 mg

たんぱく質5g分の重量 75g

うぐいす豆 20g

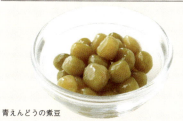

青えんどうの煮豆

エネルギー	48 kcal	たんぱく質	1.1 g	水分	7.9 g
食塩相当量	0.1 g	カリウム	20 mg	リン	26 mg

たんぱく質5g分の重量 89g

卵

● 卵・卵加工品

鶏卵 Mサイズ 1個 60g
（正味 51g）

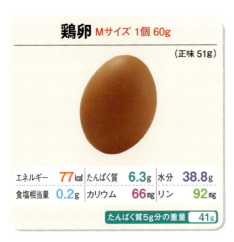

エネルギー	77 kcal	たんぱく質	6.3 g	水分	38.8 g
食塩相当量	0.2 g	カリウム	66 mg	リン	92 mg

たんぱく質5g分の重量 41g

卵黄 Mサイズ 1個分 15.8g

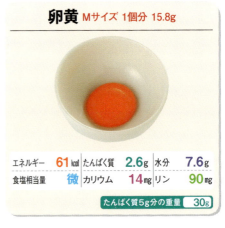

エネルギー	61 kcal	たんぱく質	2.6 g	水分	7.6 g
食塩相当量	微	カリウム	14 mg	リン	90 mg

たんぱく質5g分の重量 30g

卵白 Mサイズ 1個分 35.5g

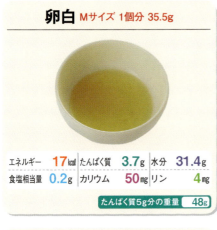

エネルギー	17 kcal	たんぱく質	3.7 g	水分	31.4 g
食塩相当量	0.2 g	カリウム	50 mg	リン	4 mg

たんぱく質5g分の重量 48g

うずら卵 1個 10g
（正味 9g）

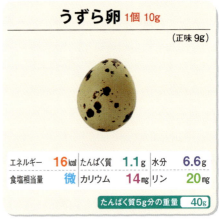

エネルギー	16 kcal	たんぱく質	1.1 g	水分	6.6 g
食塩相当量	微	カリウム	14 mg	リン	20 mg

たんぱく質5g分の重量 40g

うずら卵水煮缶詰め 1個 10g

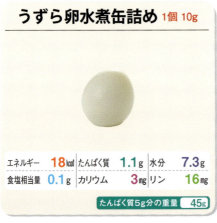

エネルギー	18 kcal	たんぱく質	1.1 g	水分	7.3 g
食塩相当量	0.1 g	カリウム	3 mg	リン	16 mg

たんぱく質5g分の重量 45g

ピータン 1個 100g
（正味 55g）

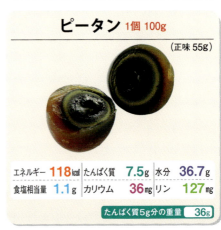

エネルギー	118 kcal	たんぱく質	7.5 g	水分	36.7 g
食塩相当量	1.1 g	カリウム	36 mg	リン	127 mg

たんぱく質5g分の重量 36g

乳・乳製品

● 乳・乳製品

牛乳（普通） コップ1杯（200ml）210g

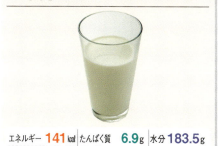

| エネルギー | 141 kcal | たんぱく質 | 6.9 g | 水分 | 183.5 g |
| 食塩相当量 | 0.2 g | カリウム | 315 mg | リン | 195 mg |

たんぱく質5g分の重量 152g

牛乳（低脂肪） コップ1杯（200ml）210g

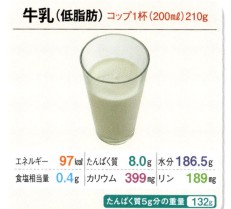

| エネルギー | 97 kcal | たんぱく質 | 8.0 g | 水分 | 186.5 g |
| 食塩相当量 | 0.4 g | カリウム | 399 mg | リン | 189 mg |

たんぱく質5g分の重量 132g

プレーンヨーグルト カップ1杯（200ml）210g

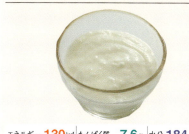

| エネルギー | 130 kcal | たんぱく質 | 7.6 g | 水分 | 184.2 g |
| 食塩相当量 | 0.2 g | カリウム | 357 mg | リン | 210 mg |

たんぱく質5g分の重量 139g

ドリンクヨーグルト コップ1杯（200ml）210g

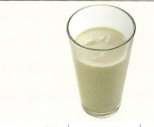

| エネルギー | 137 kcal | たんぱく質 | 6.1 g | 水分 | 176.0 g |
| 食塩相当量 | 0.2 g | カリウム | 273 mg | リン | 168 mg |

たんぱく質5g分の重量 172g

生クリーム（乳脂肪） 大さじ1杯 15g

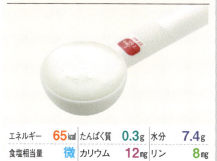

| エネルギー | 65 kcal | たんぱく質 | 0.3 g | 水分 | 7.4 g |
| 食塩相当量 | 微 | カリウム | 12 mg | リン | 8 mg |

たんぱく質5g分の重量 250g

コーヒーホワイトナー（液状） 5g

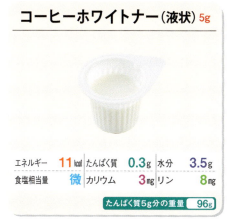

| エネルギー | 11 kcal | たんぱく質 | 0.3 g | 水分 | 3.5 g |
| 食塩相当量 | 微 | カリウム | 3 mg | リン | 8 mg |

たんぱく質5g分の重量 96g

乳・乳製品

● 乳製品

エバミルク 大さじ1杯 18g

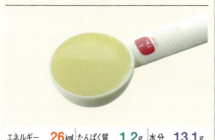

エネルギー	26 kcal	たんぱく質	1.2 g	水分	13.1 g
食塩相当量	0.1 g	カリウム	59 mg	リン	38 mg

たんぱく質5g分の重量 74g

スキムミルク 大さじ1杯 8g

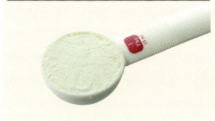

エネルギー	29 kcal	たんぱく質	2.7 g	水分	0.3 g
食塩相当量	0.1 g	カリウム	144 mg	リン	80 mg

たんぱく質5g分の重量 15g

プロセスチーズ ブロックタイプ1個 20g

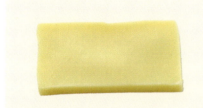

エネルギー	68 kcal	たんぱく質	4.5 g	水分	9.0 g
食塩相当量	0.6 g	カリウム	12 mg	リン	146 mg

たんぱく質5g分の重量 22g

スライスチーズ スライスタイプ1枚 19g

エネルギー	64 kcal	たんぱく質	4.3 g	水分	8.6 g
食塩相当量	0.5 g	カリウム	11 mg	リン	139 mg

たんぱく質5g分の重量 22g

ピザ用チーズ 50g

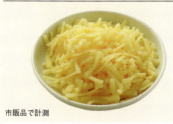

市販品で計測

エネルギー	193 kcal	たんぱく質	12.9 g	水分	18.9 g
食塩相当量	0.8 g	カリウム	39 mg	リン	265 mg

たんぱく質5g分の重量 18g

カッテージチーズ 50g

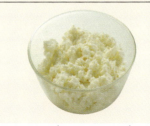

エネルギー	53 kcal	たんぱく質	6.7 g	水分	39.5 g
食塩相当量	0.5 g	カリウム	25 mg	リン	65 mg

たんぱく質5g分の重量 38g

● 乳製品

カマンベールチーズ 1/4切れ25g

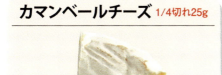

| エネルギー | 78 kcal | たんぱく質 | 4.8 g | 水分 | 13.0 g |
| 食塩相当量 | 0.5 g | カリウム | 30 mg | リン | 83 mg |

たんぱく質5g分の重量 26g

クリームチーズ 50g

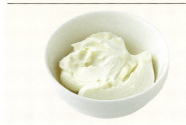

| エネルギー | 173 kcal | たんぱく質 | 4.1 g | 水分 | 27.8 g |
| 食塩相当量 | 0.4 g | カリウム | 35 mg | リン | 43 mg |

たんぱく質5g分の重量 61g

チェダーチーズ 1切れ 25g

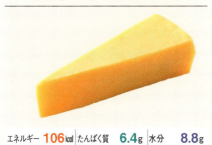

| エネルギー | 106 kcal | たんぱく質 | 6.4 g | 水分 | 8.8 g |
| 食塩相当量 | 0.5 g | カリウム | 21 mg | リン | 125 mg |

たんぱく質5g分の重量 20g

ゴーダチーズ 1切れ 25g

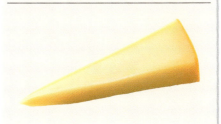

| エネルギー | 95 kcal | たんぱく質 | 6.5 g | 水分 | 10.0 g |
| 食塩相当量 | 0.5 g | カリウム | 19 mg | リン | 123 mg |

たんぱく質5g分の重量 19g

パルメザンチーズ 大さじ1杯8g

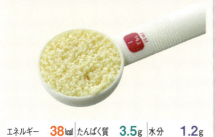

| エネルギー | 38 kcal | たんぱく質 | 3.5 g | 水分 | 1.2 g |
| 食塩相当量 | 0.3 g | カリウム | 10 mg | リン | 68 mg |

たんぱく質5g分の重量 11g

モッツァレラチーズ 1切れ 30g

| エネルギー | 83 kcal | たんぱく質 | 5.5 g | 水分 | 16.9 g |
| 食塩相当量 | 0.1 g | カリウム | 6 mg | リン | 78 mg |

たんぱく質5g分の重量 27g

野菜・いも

● 緑黄色野菜

青じそ 1束10枚 10g

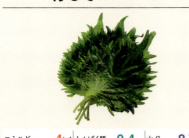

エネルギー	4kcal	たんぱく質	0.4g	水分	8.7g
食塩相当量	0g	カリウム	50mg	リン	7mg

枝豆 20さや 50g

(正味 28g)

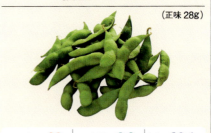

エネルギー	38kcal	たんぱく質	3.3g	水分	20.1g
食塩相当量	0g	カリウム	165mg	リン	48mg

ゆでるとカリウム 132mg

オクラ 1本 8g

(正味 7g)

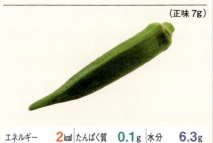

エネルギー	2kcal	たんぱく質	0.1g	水分	6.3g
食塩相当量	0g	カリウム	18mg	リン	4mg

ゆでるとカリウム 19mg

貝割れ大根 1パック 80g

(正味 76g)

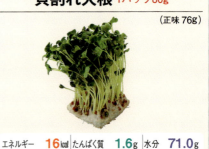

エネルギー	16kcal	たんぱく質	1.6g	水分	71.0g
食塩相当量	0g	カリウム	75mg	リン	46mg

かぼちゃ 4cm角2切れ 60g

(正味 60g)

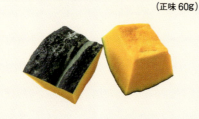

エネルギー	55kcal	たんぱく質	1.1g	水分	45.7g
食塩相当量	0g	カリウム	270mg	リン	26mg

ゆでるとカリウム 253mg

グリーンアスパラガス 太3本 90g

(正味 72g)

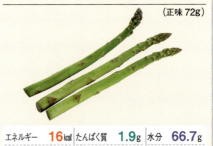

エネルギー	16kcal	たんぱく質	1.9g	水分	66.7g
食塩相当量	0g	カリウム	194mg	リン	43mg

ゆでるとカリウム 180mg

● 緑黄色野菜

グリンピース カップ1杯 120g

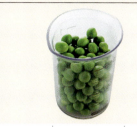

エネルギー	112 kcal	たんぱく質	8.3 g	水分	91.8 g
食塩相当量	0 g	カリウム	408 mg	リン	144 mg

ゆでるとカリウム 359 mg

クレソン 1束4本 24g

（正味 20g）

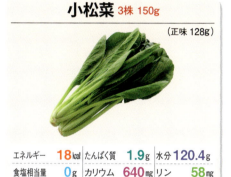

エネルギー	3 kcal	たんぱく質	0.4 g	水分	18.8 g
食塩相当量	微	カリウム	66 mg	リン	11 mg

香菜 1茎 40g

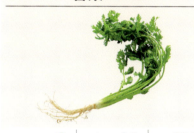

エネルギー	9 kcal	たんぱく質	0.8 g	水分	36.9 g
食塩相当量	0 g	カリウム	208 mg	リン	19 mg

小松菜 3株 150g

（正味 128g）

エネルギー	18 kcal	たんぱく質	1.9 g	水分	120.4 g
食塩相当量	0 g	カリウム	640 mg	リン	58 mg

ゆでるとカリウム 158 mg

さやいんげん 5本 40g

（正味 39g）

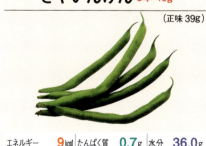

エネルギー	9 kcal	たんぱく質	0.7 g	水分	36.0 g
食塩相当量	0 g	カリウム	101 mg	リン	16 mg

ゆでるとカリウム 99 mg

サニーレタス 1株 300g

（正味 282g）

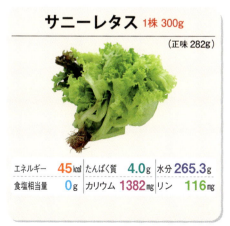

エネルギー	45 kcal	たんぱく質	4.0 g	水分	265.3 g
食塩相当量	0 g	カリウム	1382 mg	リン	116 mg

野菜・いも

● 緑黄色野菜

さやえんどう 10枚 20g
（正味 18g）

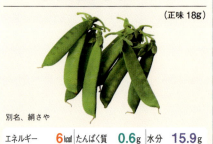

別名、絹さや

エネルギー	6 kcal	たんぱく質	0.6 g	水分	15.9 g
食塩相当量	0 g	カリウム	36 mg	リン	11 mg

ゆでるとカリウム 28 mg

しゅんぎく 1本 30g

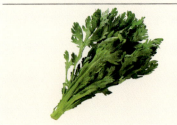

エネルギー	7 kcal	たんぱく質	0.7 g	水分	27.5 g
食塩相当量	0.1 g	カリウム	138 mg	リン	13 mg

ゆでるとカリウム 64 mg

そら豆 10粒 50g
（正味 38g）

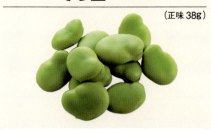

エネルギー	41 kcal	たんぱく質	4.1 g	水分	27.5 g
食塩相当量	0 g	カリウム	167 mg	リン	84 mg

ゆでるとカリウム 148 mg

チンゲンサイ 1株 100g
（正味 85g）

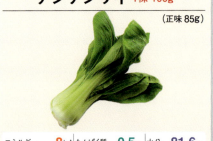

エネルギー	8 kcal	たんぱく質	0.5 g	水分	81.6 g
食塩相当量	0.1 g	カリウム	221 mg	リン	23 mg

ゆでるとカリウム 151 mg

トマト 中1個 150g
（正味 146g）

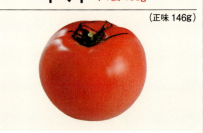

エネルギー	28 kcal	たんぱく質	1.0 g	水分	137.2 g
食塩相当量	0 g	カリウム	307 mg	リン	38 mg

ミニトマト 1個 10g

エネルギー	3 kcal	たんぱく質	0.1 g	水分	9.1 g
食塩相当量	0 g	カリウム	29 mg	リン	3 mg

● 緑黄色野菜

万能ねぎ 10本 30g
(正味 27g)

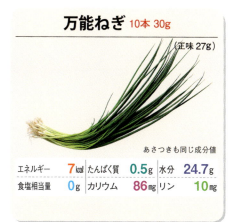

あさつきも同じ成分値

エネルギー	7kcal	たんぱく質	0.5g	水分	24.7g
食塩相当量	0g	カリウム	86mg	リン	10mg

菜の花 1本 10g

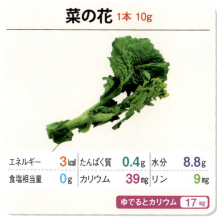

エネルギー	3kcal	たんぱく質	0.4g	水分	8.8g
食塩相当量	0g	カリウム	39mg	リン	9mg

ゆでるとカリウム 17mg

にら 10茎 100g
(正味 95g)

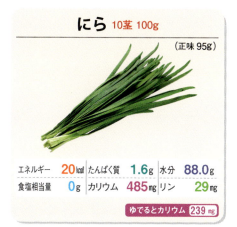

エネルギー	20kcal	たんぱく質	1.6g	水分	88.0g
食塩相当量	0g	カリウム	485mg	リン	29mg

ゆでるとカリウム 239mg

にんじん 中1本 200g
(正味 180g)

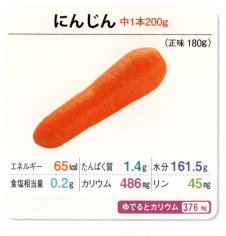

エネルギー	65kcal	たんぱく質	1.4g	水分	161.5g
食塩相当量	0.2g	カリウム	486mg	リン	45mg

ゆでるとカリウム 376mg

パセリ 1本 10g
(正味 9g)

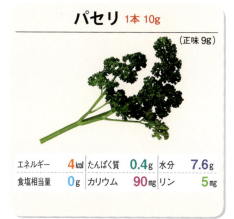

エネルギー	4kcal	たんぱく質	0.4g	水分	7.6g
食塩相当量	0g	カリウム	90mg	リン	5mg

ピーマン 中1個 40g
(正味 34g)

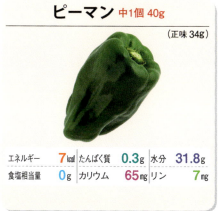

エネルギー	7kcal	たんぱく質	0.3g	水分	31.8g
食塩相当量	0g	カリウム	65mg	リン	7mg

野菜・いも

● 緑黄色野菜

赤ピーマン 1個 150g
（正味 135g）

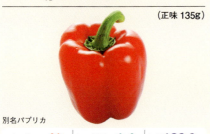

別名パプリカ

エネルギー	41 kcal	たんぱく質	1.4 g	水分	123.0 g
食塩相当量	0 g	カリウム	284 mg	リン	30 mg

ブロッコリー 3房 50g

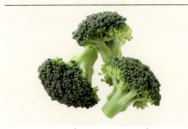

エネルギー	17 kcal	たんぱく質	2.2 g	水分	44.5 g
食塩相当量	0.1 g	カリウム	180 mg	リン	45 mg

ゆでるとカリウム 99 mg

ほうれんそう 1株 30g
（正味 27g）

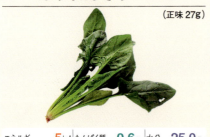

エネルギー	5 kcal	たんぱく質	0.6 g	水分	25.0 g
食塩相当量	0 g	カリウム	186 mg	リン	13 mg

ゆでるとカリウム 93 mg

水菜 1株 80g
（正味 68g）

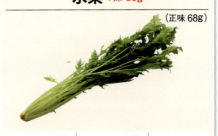

エネルギー	16 kcal	たんぱく質	1.5 g	水分	62.2 g
食塩相当量	0.1 g	カリウム	326 mg	リン	44 mg

ゆでるとカリウム 209 mg

三つ葉（糸三つ葉） 1本 25g
（正味 23g）

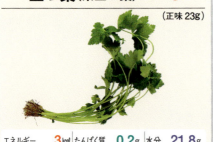

エネルギー	3 kcal	たんぱく質	0.2 g	水分	21.8 g
食塩相当量	0 g	カリウム	115 mg	リン	11 mg

ゆでるとカリウム 60 mg

モロヘイヤ 1束 110g
（正味 83g）

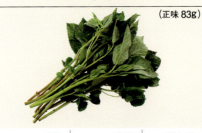

エネルギー	32 kcal	たんぱく質	4.0 g	水分	71.5 g
食塩相当量	0 g	カリウム	440 mg	リン	91 mg

ゆでるとカリウム 199 mg

● 淡色野菜

かぶ 中1個 80g

(正味 73g)

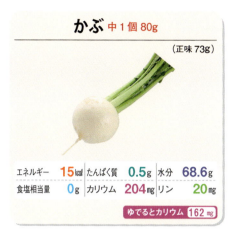

エネルギー	15 kcal	たんぱく質	0.5 g	水分	68.6 g
食塩相当量	0 g	カリウム	204 mg	リン	20 mg

ゆでるとカリウム 162 mg

カリフラワー 3房 75g

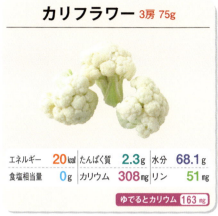

エネルギー	20 kcal	たんぱく質	2.3 g	水分	68.1 g
食塩相当量	0 g	カリウム	308 mg	リン	51 mg

ゆでるとカリウム 163 mg

キャベツ 1/4個 300g

(正味 255g)

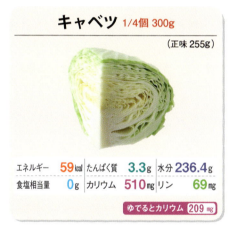

エネルギー	59 kcal	たんぱく質	3.3 g	水分	236.4 g
食塩相当量	0 g	カリウム	510 mg	リン	69 mg

ゆでるとカリウム 209 mg

きゅうり 1本 100g

(正味 98g)

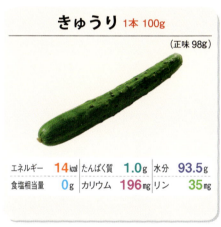

エネルギー	14 kcal	たんぱく質	1.0 g	水分	93.5 g
食塩相当量	0 g	カリウム	196 mg	リン	35 mg

ごぼう 中1本 200g

(正味 180g)

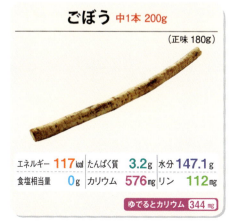

エネルギー	117 kcal	たんぱく質	3.2 g	水分	147.1 g
食塩相当量	0 g	カリウム	576 mg	リン	112 mg

ゆでるとカリウム 344 mg

しょうが 1個 90g

(正味 72g)

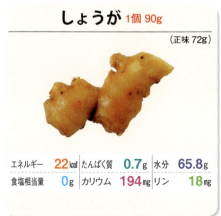

エネルギー	22 kcal	たんぱく質	0.7 g	水分	65.8 g
食塩相当量	0 g	カリウム	194 mg	リン	18 mg

野菜・いも

● 淡色野菜

ズッキーニ 1本 150g
(正味 144g)

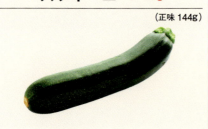

エネルギー	20 kcal	たんぱく質	1.9 g	水分	136.7 g
食塩相当量	0 g	カリウム	461 mg	リン	53 mg

セロリ 1本 150g
(正味 98g)

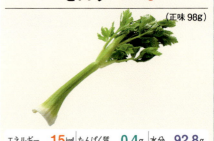

エネルギー	15 kcal	たんぱく質	0.4 g	水分	92.8 g
食塩相当量	0.1 g	カリウム	402 mg	リン	38 mg

大根(根) 1/4本 200g
(正味 170g)

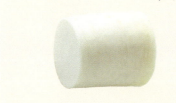

エネルギー	31 kcal	たんぱく質	0.7 g	水分	160.8 g
食塩相当量	0 g	カリウム	391 mg	リン	29 mg

ゆでるとカリウム 307 mg

たけのこ(ゆで) 小1/2本 150g

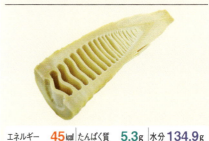

エネルギー	45 kcal	たんぱく質	5.3 g	水分	134.9 g
食塩相当量	0 g	カリウム	705 mg	リン	90 mg

玉ねぎ 1個 200g
(正味 188g)

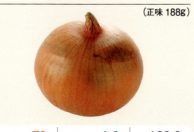

エネルギー	70 kcal	たんぱく質	1.9 g	水分	168.6 g
食塩相当量	0 g	カリウム	282 mg	リン	62 mg

ゆでるとカリウム 184 mg

とうもろこし 1本 450g
(正味 225g)

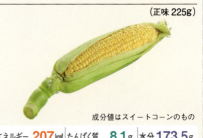

成分値はスイートコーンのもの

エネルギー	207 kcal	たんぱく質	8.1 g	水分	173.5 g
食塩相当量	0 g	カリウム	653 mg	リン	225 mg

● 淡色野菜

とうもろこし (ゆで) 1/2本 160g
(正味 112g)

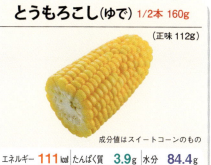

成分値はスイートコーンのもの

| エネルギー | 111 kcal | たんぱく質 | 3.9 g | 水分 | 84.4 g |
| 食塩相当量 | 0 g | カリウム | 325 mg | リン | 112 mg |

長ねぎ 1本 120g
(正味 72g)

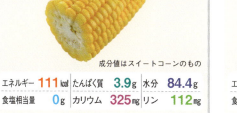

| エネルギー | 24 kcal | たんぱく質 | 1.0 g | 水分 | 64.5 g |
| 食塩相当量 | 0 g | カリウム | 144 mg | リン | 19 mg |

なす 中1個 80g
(正味 72g)

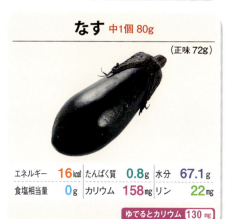

| エネルギー | 16 kcal | たんぱく質 | 0.8 g | 水分 | 67.1 g |
| 食塩相当量 | 0 g | カリウム | 158 mg | リン | 22 mg |

ゆでるとカリウム 130 mg

にがうり 1/2本 100g
(正味 85g)

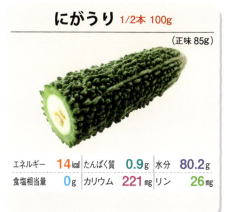

| エネルギー | 14 kcal | たんぱく質 | 0.9 g | 水分 | 80.2 g |
| 食塩相当量 | 0 g | カリウム | 221 mg | リン | 26 mg |

にんにく 1片 10g
(正味 10g)

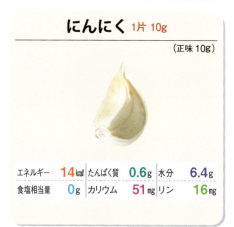

| エネルギー | 14 kcal | たんぱく質 | 0.6 g | 水分 | 6.4 g |
| 食塩相当量 | 0 g | カリウム | 51 mg | リン | 16 mg |

にんにくの芽 10本 120g

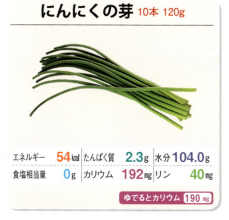

| エネルギー | 54 kcal | たんぱく質 | 2.3 g | 水分 | 104.0 g |
| 食塩相当量 | 0 g | カリウム | 192 mg | リン | 40 mg |

ゆでるとカリウム 190 mg

野菜・いも

● 淡色野菜

白菜 1/4個 750g
（正味 705g）

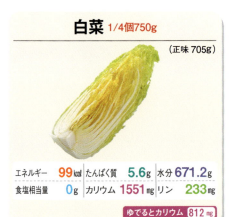

| エネルギー | 99 kcal | たんぱく質 | 5.6 g | 水分 | 671.2 g |
| 食塩相当量 | 0 g | カリウム | 1551 mg | リン | 233 mg |

ゆでるとカリウム 812 mg

みょうが 3個 45g
（正味 44g）

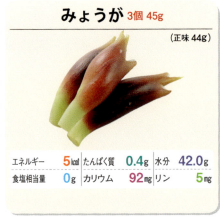

| エネルギー | 5 kcal | たんぱく質 | 0.4 g | 水分 | 42.0 g |
| 食塩相当量 | 0 g | カリウム | 92 mg | リン | 5 mg |

もやし（ブラックマッペ） 1/4袋 50g

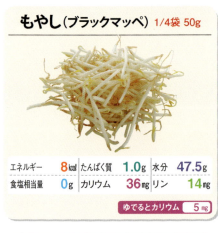

| エネルギー | 8 kcal | たんぱく質 | 1.0 g | 水分 | 47.5 g |
| 食塩相当量 | 0 g | カリウム | 36 mg | リン | 14 mg |

ゆでるとカリウム 5 mg

大豆もやし 1/4袋 50g
（正味 48g）

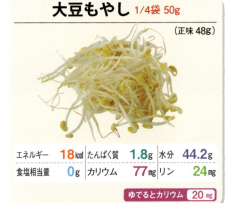

| エネルギー | 18 kcal | たんぱく質 | 1.8 g | 水分 | 44.2 g |
| 食塩相当量 | 0 g | カリウム | 77 mg | リン | 24 mg |

ゆでるとカリウム 20 mg

レタス 中1/2個 200g
（正味 196g）

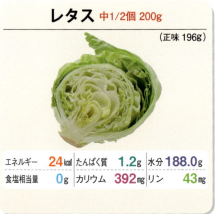

| エネルギー | 24 kcal | たんぱく質 | 1.2 g | 水分 | 188.0 g |
| 食塩相当量 | 0 g | カリウム | 392 mg | リン | 43 mg |

れんこん 小1節 150g
（正味 120g）

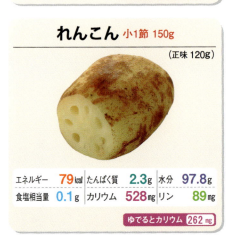

| エネルギー | 79 kcal | たんぱく質 | 2.3 g | 水分 | 97.8 g |
| 食塩相当量 | 0.1 g | カリウム | 528 mg | リン | 89 mg |

ゆでるとカリウム 262 mg

● いも

さつまいも 125g
（正味114g）
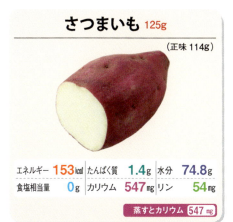
エネルギー	153 kcal	たんぱく質	1.4 g	水分	74.8 g
食塩相当量	0 g	カリウム	547 mg	リン	54 mg

蒸すとカリウム 547 mg

さといも 中1個 70g
（正味60g）
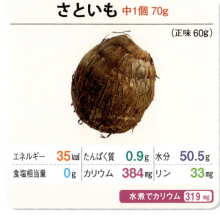
エネルギー	35 kcal	たんぱく質	0.9 g	水分	50.5 g
食塩相当量	0 g	カリウム	384 mg	リン	33 mg

水煮でカリウム 319 mg

じゃがいも 1個 150g
（正味135g）
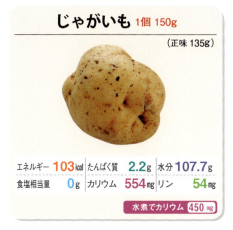
エネルギー	103 kcal	たんぱく質	2.2 g	水分	107.7 g
食塩相当量	0 g	カリウム	554 mg	リン	54 mg

水煮でカリウム 450 mg

新じゃが 1個 40g
（正味39g）
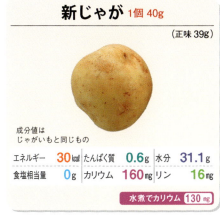
成分値はじゃがいもと同じもの

エネルギー	30 kcal	たんぱく質	0.6 g	水分	31.1 g
食塩相当量	0 g	カリウム	160 mg	リン	16 mg

水煮でカリウム 130 mg

やまといも 1個 400g
（正味360g）
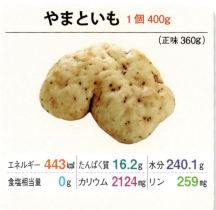
エネルギー	443 kcal	たんぱく質	16.2 g	水分	240.1 g
食塩相当量	0 g	カリウム	2124 mg	リン	259 mg

長いも 10cm長さ 200g
（正味180g）
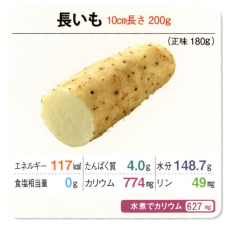
エネルギー	117 kcal	たんぱく質	4.0 g	水分	148.7 g
食塩相当量	0 g	カリウム	774 mg	リン	49 mg

水煮でカリウム 627 mg

野菜・いも

● 山菜

うど 中1本 400g
（正味 260g）

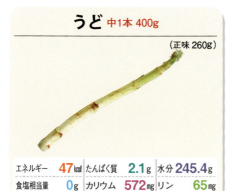

| エネルギー | 47 kcal | たんぱく質 | 2.1 g | 水分 | 245.4 g |
| 食塩相当量 | 0 g | カリウム | 572 mg | リン | 65 mg |

こごみ 小10本 50g

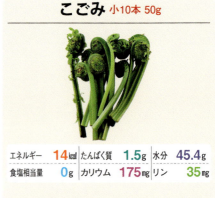

| エネルギー | 14 kcal | たんぱく質 | 1.5 g | 水分 | 45.4 g |
| 食塩相当量 | 0 g | カリウム | 175 mg | リン | 35 mg |

たらの芽 1個 10g
（正味 7g）

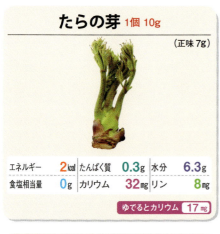

| エネルギー | 2 kcal | たんぱく質 | 0.3 g | 水分 | 6.3 g |
| 食塩相当量 | 0 g | カリウム | 32 mg | リン | 8 mg |

ゆでるとカリウム 17 mg

ふき 30cm長さ 3本 90g
（正味 81g）

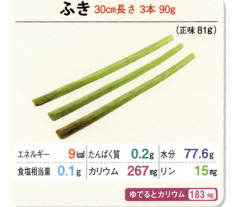

| エネルギー | 9 kcal | たんぱく質 | 0.2 g | 水分 | 77.6 g |
| 食塩相当量 | 0.1 g | カリウム | 267 mg | リン | 15 mg |

ゆでるとカリウム 183 mg

ふきのとう 1個 8g

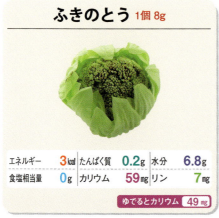

| エネルギー | 3 kcal | たんぱく質 | 0.2 g | 水分 | 6.8 g |
| 食塩相当量 | 0 g | カリウム | 59 mg | リン | 7 mg |

ゆでるとカリウム 49 mg

わらび 10本 60g
（正味 56g）

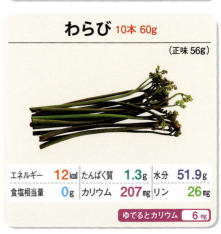

| エネルギー | 12 kcal | たんぱく質 | 1.3 g | 水分 | 51.9 g |
| 食塩相当量 | 0 g | カリウム | 207 mg | リン | 26 mg |

ゆでるとカリウム 6 mg

● 野菜加工品

トマト缶詰め（ホール） トマト1個分 60g

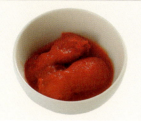

エネルギー	12kcal	たんぱく質	0.5g	水分	56g
食塩相当量	0g	カリウム	144mg	リン	16mg

コーン缶（クリームタイプ） 小1缶230g

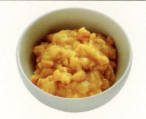

エネルギー	193kcal	たんぱく質	3.9g	水分	179.9g
食塩相当量	1.6g	カリウム	345mg	リン	106mg

キムチ（白菜） 1枚分 30g

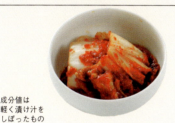

成分値は軽く漬け汁をしぼったもの

エネルギー	14kcal	たんぱく質	0.8g	水分	25.7g
食塩相当量	0.7g	カリウム	102mg	リン	17mg

ザーサイ 1食分 20g

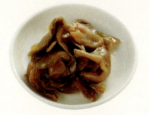

エネルギー	5kcal	たんぱく質	0.5g	水分	15.5g
食塩相当量	2.7g	カリウム	136mg	リン	13mg

高菜漬け 1食分 25g

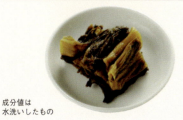

成分値は水洗いしたもの

エネルギー	8kcal	たんぱく質	0.7g	水分	20.9g
食塩相当量	1.5g	カリウム	113mg	リン	11mg

ぬか漬け 1食分 30g

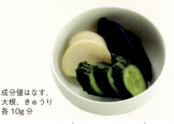

成分値はなす、大根、きゅうり各10g分

エネルギー	8kcal	たんぱく質	0.5g	水分	26.1g
食塩相当量	1.2g	カリウム	152mg	リン	18mg

野菜

● 野菜、いも加工品

ホワイトアスパラガス（水煮缶詰め） 3本 45g

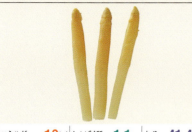

エネルギー	10kcal	たんぱく質	1.1g	水分	41.4g
食塩相当量	0.4g	カリウム	77mg	リン	18mg

メンマ 1食分 30g

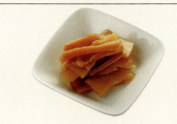

エネルギー	6kcal	たんぱく質	0.3g	水分	28.2g
食塩相当量	0.3g	カリウム	2mg	リン	3mg

板こんにゃく 1枚 200g

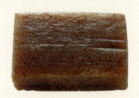

エネルギー	10kcal	たんぱく質	0.2g	水分	194.6g
食塩相当量	0g	カリウム	66mg	リン	10mg

しらたき 小1玉 90g

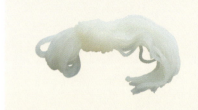

エネルギー	5kcal	たんぱく質	0.2g	水分	86.9g
食塩相当量	0g	カリウム	11mg	リン	9mg

かたくり粉 大さじ1杯 9g

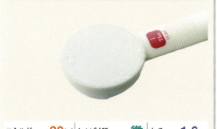

エネルギー	30kcal	たんぱく質	微	水分	1.6g
食塩相当量	0g	カリウム	3mg	リン	4mg

くず粉 大さじ1杯 10g

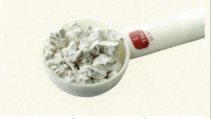

エネルギー	35kcal	たんぱく質	微	水分	1.4g
食塩相当量	0g	カリウム	微	リン	1mg

腎臓病の人のためのコラム ❹

食品の「栄養成分表示」のこと

食品のパッケージに表示されている栄養表示は、消費者が食品の正しい情報を得て選択できるようにさまざまな見直しが行われてきました。数ある食品の中から適切なものを選んで賢く活用するためにも、食品表示を読みとることが大切です。

栄養成分表の読みとり方

栄養成分表示が義務づけられているのは、エネルギー、たんぱく質、脂質、炭水化物、ナトリウムの5項目ですが、ほかにも将来的に義務化をめざす推奨表示や任意表示なども加わりました（＊食品表示法は2015年4月に施行されています）。

栄養成分表示

食品単位あたり	
熱量（エネルギー）	○ kcal
たんぱく質	△ g
脂質	□ g
─飽和脂肪酸	○ g
─n-3系脂肪酸	△ g
コレステロール	□ mg
炭水化物	○ g
─糖質	△ g
─糖類	△ g
─食物繊維	○ g
食塩相当量	△ g
熱量、たんぱく質、脂質、飽和脂肪酸、n-3系脂肪酸、コレステロール、炭水化物、糖質、食物繊維及びナトリウム以外の栄養成分	△ mg

ココを☑ 糖質、脂質などの任意表示はわかりやすく

表示が義務づけられていない栄養成分は任意表示となりますが、表示の仕方はわかりやすくなっています。たとえば、糖質。炭水化物は糖質と食物繊維から構成されることがわかるような工夫がされています。脂質のn-3系脂肪酸も同様に、脂質の種類であることがひと目でわかる表示が求められています。

ココを☑ 「飽和脂肪酸」と「食物繊維」の2項目が推奨表示

栄養表示が義務づけられている5項目に加え、将来的に義務化をめざす「推奨項目」として「飽和脂肪酸」と「食物繊維」の2成分が加わりました。

ココを☑ 「ナトリウム」は「食塩相当量」で表示

従来のナトリウム表示では、換算係数をもとに食塩相当量を計算して求める必要があります。そこで、活用しやすいようにナトリウムは「食塩相当量」での表示が義務づけられました。とはいえ、ナトリウム表示が多いのが実情です（換算係数は8ページ参照）。

きのこ

●きのこ

えのきだけ 1袋 100g
（正味 85g）

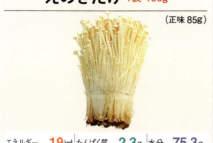

エネルギー	19 kcal	たんぱく質	2.3 g	水分	75.3 g
食塩相当量	0 g	カリウム	289 mg	リン	94 mg

ゆでるとカリウム 197 mg

エリンギ 中1本 30g
（正味 28g）

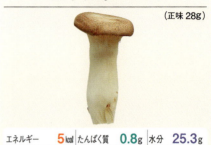

エネルギー	5 kcal	たんぱく質	0.8 g	水分	25.3 g
食塩相当量	0 g	カリウム	95 mg	リン	25 mg

ゆでるとカリウム 55 mg

しいたけ 2個 30g
（正味 24g）

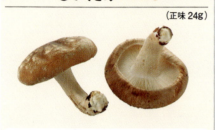

エネルギー	5 kcal	たんぱく質	0.7 g	水分	21.7 g
食塩相当量	0 g	カリウム	67 mg	リン	21 mg

ゆでるとカリウム 66 mg

干ししいたけ 5個 20g
（正味 16g）

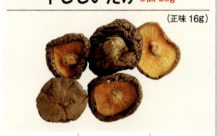

エネルギー	29 kcal	たんぱく質	3.1 g	水分	1.6 g
食塩相当量	0 g	カリウム	336 mg	リン	50 mg

ゆでるとカリウム 570 mg

しめじ（ぶなしめじ）1パック100g
（正味 90g）

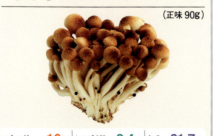

エネルギー	16 kcal	たんぱく質	2.4 g	水分	81.7 g
食塩相当量	0 g	カリウム	342 mg	リン	90 mg

ゆでるとカリウム 269 mg

なめこ（ゆで・ビニール袋入り）1/2袋 50g

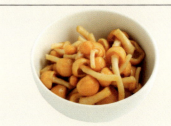

エネルギー	7 kcal	たんぱく質	0.8 g	水分	46.4 g
食塩相当量	0 g	カリウム	105 mg	リン	28 mg

● きのこ

まいたけ 1パック 100g
（正味 90g）

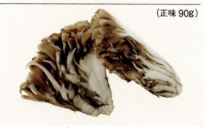

エネルギー	14kcal	たんぱく質	1.8g	水分	83.4g
食塩相当量	0g	カリウム	207mg	リン	49mg

ゆでるとカリウム 85mg

マッシュルーム（ホワイト）1個 10g

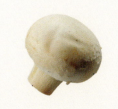

エネルギー	1kcal	たんぱく質	0.3g	水分	9.4g
食塩相当量	0g	カリウム	35mg	リン	10mg

ゆでるとカリウム 21mg

ひらたけ 30g
（正味 28g）

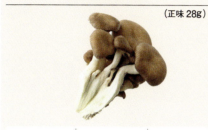

エネルギー	6kcal	たんぱく質	0.9g	水分	25.0g
食塩相当量	0g	カリウム	95mg	リン	28mg

ゆでるとカリウム 68mg

マッシュルーム水煮缶詰め 100g

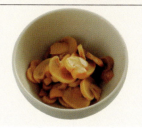

エネルギー	14kcal	たんぱく質	3.4g	水分	92.0g
食塩相当量	0.9g	カリウム	85mg	リン	55mg

きくらげ（黒・乾燥）10個 5g

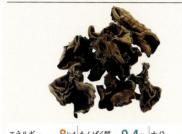

エネルギー	8kcal	たんぱく質	0.4g	水分	0.7g
食塩相当量	微	カリウム	50mg	リン	12mg

ゆでるとカリウム 19mg

きくらげ（白・乾燥）10個 5g

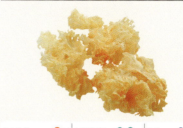

エネルギー	8kcal	たんぱく質	0.2g	水分	0.7g
食塩相当量	微	カリウム	70mg	リン	13mg

ゆでるとカリウム 40mg

海藻

● 海藻、くらげ

あおのり（素干し・粉）大さじ1杯 2g

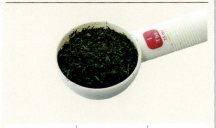

エネルギー	たんぱく質	水分
3 kcal	0.6 g	0.1 g
食塩相当量	カリウム	リン
0.2 g	50 mg	8 mg

角寒天（乾燥）棒寒天 1本 8g

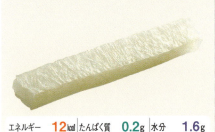

エネルギー	たんぱく質	水分
12 kcal	0.2 g	1.6 g
食塩相当量	カリウム	リン
微	4 mg	3 mg

くらげ（塩蔵・塩抜き）20g

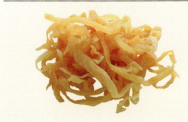

エネルギー	たんぱく質	水分
4 kcal	1.0 g	18.8 g
食塩相当量	カリウム	リン
0.1 g	微	5 mg

こんぶ（素干し）10cm角 4g

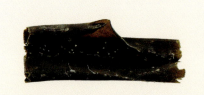

エネルギー	たんぱく質	水分
6 kcal	0.3 g	0.4 g
食塩相当量	カリウム	リン
0.3 g	128 mg	9 mg

削りこんぶ 5g

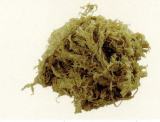

エネルギー	たんぱく質	水分
6 kcal	0.3 g	1.2 g
食塩相当量	カリウム	リン
0.3 g	240 mg	10 mg

ところてん 1食 50g

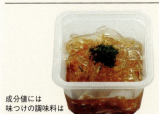

成分値には味つけの調味料は含まない

エネルギー	たんぱく質	水分
1 kcal	0.1 g	49.6 g
食塩相当量	カリウム	リン
0 g	1 mg	1 mg

● 海藻

干しひじき 煮物1人分 10g

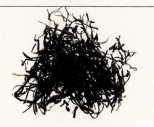

エネルギー	15kcal	たんぱく質	0.9g	水分	0.7g
食塩相当量	0.5g	カリウム	640mg	リン	9mg

もずく（塩蔵・塩抜き） 1パック 50g

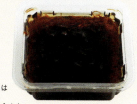

成分値には味つけの調味料は含まない

エネルギー	2kcal	たんぱく質	0.1g	水分	48.9g
食塩相当量	0.1g	カリウム	1mg	リン	1mg

わかめ（湯通し塩蔵・塩抜き） 1人分 10g

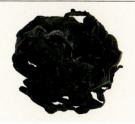

エネルギー	1kcal	たんぱく質	0.2g	水分	9.3g
食塩相当量	0.1g	カリウム	1mg	リン	3mg

カットわかめ 1食分 2g

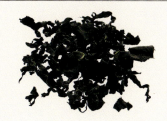

エネルギー	3kcal	たんぱく質	0.4g	水分	0.2g
食塩相当量	0.5g	カリウム	9mg	リン	6mg

めかぶわかめ 1パック 50g

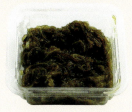

エネルギー	6kcal	たんぱく質	0.5g	水分	47.1g
食塩相当量	0.2g	カリウム	44mg	リン	13mg

焼きのり 1枚分 3g

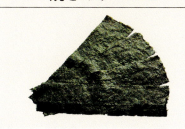

エネルギー	6kcal	たんぱく質	1.2g	水分	0.1g
食塩相当量	微	カリウム	72mg	リン	21mg

果物

● 果物

アボカド 1個 250g
（正味 175g）

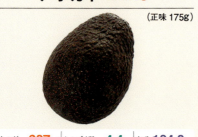

エネルギー	327 kcal	たんぱく質	4.4 g	水分	124.8 g
食塩相当量	0 g	カリウム	1260 mg	リン	96 mg

100g中のカリウム　720 mg

いちご 中1個 15g

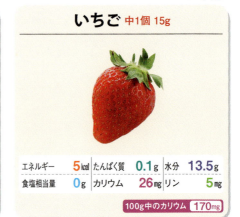

エネルギー	5 kcal	たんぱく質	0.1 g	水分	13.5 g
食塩相当量	0 g	カリウム	26 mg	リン	5 mg

100g中のカリウム　170 mg

いちじく 1個 60g
（正味 51g）

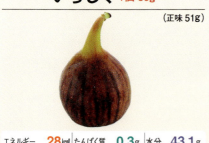

エネルギー	28 kcal	たんぱく質	0.3 g	水分	43.1 g
食塩相当量	0 g	カリウム	87 mg	リン	8 mg

100g中のカリウム　170 mg

柿 1個 200g
（正味 182g）

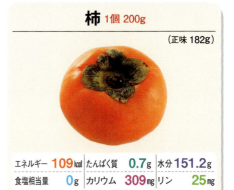

エネルギー	109 kcal	たんぱく質	0.7 g	水分	151.2 g
食塩相当量	0 g	カリウム	309 mg	リン	25 mg

100g中のカリウム　170 mg

キウイフルーツ 1個 100g
（正味 85g）

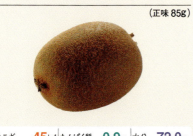

エネルギー	45 kcal	たんぱく質	0.9 g	水分	72.0 g
食塩相当量	0 g	カリウム	247 mg	リン	27 mg

100g中のカリウム　290 mg

グレープフルーツ 1個 300g
（正味 210g）

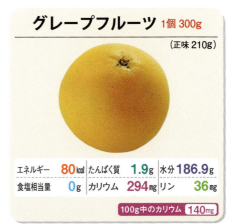

エネルギー	80 kcal	たんぱく質	1.9 g	水分	186.9 g
食塩相当量	0 g	カリウム	294 mg	リン	36 mg

100g中のカリウム　140 mg

● 果物

さくらんぼ 2個 12g
（正味 11g）

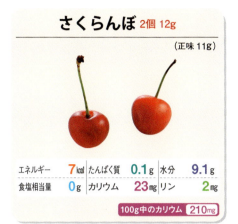

| エネルギー | 7kcal | たんぱく質 | 0.1g | 水分 | 9.1g |
| 食塩相当量 | 0g | カリウム | 23mg | リン | 2mg |

100g中のカリウム 210mg

すいか 1切れ 400g
（正味 240g）

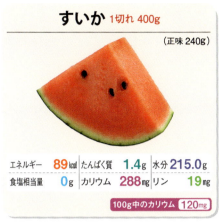

| エネルギー | 89kcal | たんぱく質 | 1.4g | 水分 | 215.0g |
| 食塩相当量 | 0g | カリウム | 288mg | リン | 19mg |

100g中のカリウム 120mg

なし 1個 300g
（正味 255g）

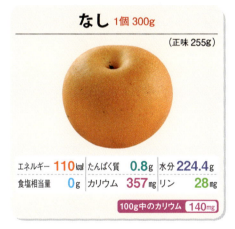

| エネルギー | 110kcal | たんぱく質 | 0.8g | 水分 | 224.4g |
| 食塩相当量 | 0g | カリウム | 357mg | リン | 28mg |

100g中のカリウム 140mg

洋なし 1個 250g
（正味 213g）

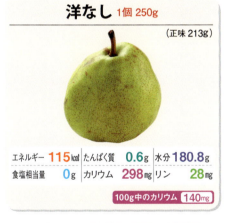

| エネルギー | 115kcal | たんぱく質 | 0.6g | 水分 | 180.8g |
| 食塩相当量 | 0g | カリウム | 298mg | リン | 28mg |

100g中のカリウム 140mg

いよかん 1個 250g
（正味 150g）

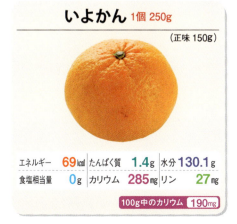

| エネルギー | 69kcal | たんぱく質 | 1.4g | 水分 | 130.1g |
| 食塩相当量 | 0g | カリウム | 285mg | リン | 27mg |

100g中のカリウム 190mg

バナナ 1本 150g
（正味 90g）

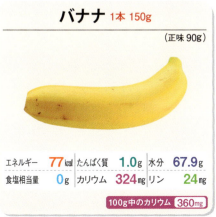

| エネルギー | 77kcal | たんぱく質 | 1.0g | 水分 | 67.9g |
| 食塩相当量 | 0g | カリウム | 324mg | リン | 24mg |

100g中のカリウム 360mg

果物

● 果物

びわ 1個 70g
（正味 49g）

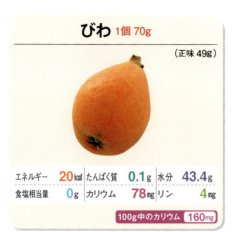

| エネルギー | 20 kcal | たんぱく質 | 0.1 g | 水分 | 43.4 g |
| 食塩相当量 | 0 g | カリウム | 78 mg | リン | 4 mg |

100g中のカリウム 160mg

ぶどう（デラウェア） 1房 150g
（正味 128g）

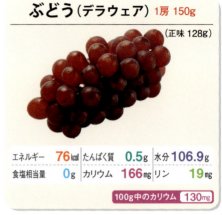

| エネルギー | 76 kcal | たんぱく質 | 0.5 g | 水分 | 106.9 g |
| 食塩相当量 | 0 g | カリウム | 166 mg | リン | 19 mg |

100g中のカリウム 130mg

ぶどう（マスカット） 1/2房 125g
（正味 106g）

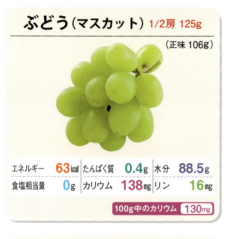

| エネルギー | 63 kcal | たんぱく質 | 0.4 g | 水分 | 88.5 g |
| 食塩相当量 | 0 g | カリウム | 138 mg | リン | 16 mg |

100g中のカリウム 130mg

プラム 1個 100g
（正味 93g）

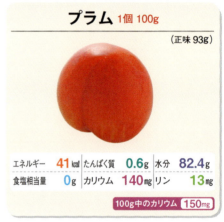

| エネルギー | 41 kcal | たんぱく質 | 0.6 g | 水分 | 82.4 g |
| 食塩相当量 | 0 g | カリウム | 140 mg | リン | 13 mg |

100g中のカリウム 150mg

ブルーベリー 30粒 90g

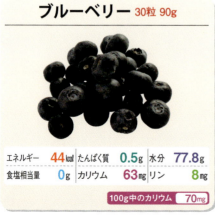

| エネルギー | 44 kcal | たんぱく質 | 0.5 g | 水分 | 77.8 g |
| 食塩相当量 | 0 g | カリウム | 63 mg | リン | 8 mg |

100g中のカリウム 70mg

マンゴー 1/2個 200g
（正味 130g）

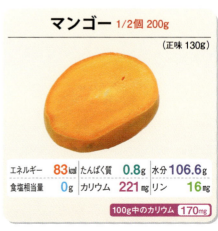

| エネルギー | 83 kcal | たんぱく質 | 0.8 g | 水分 | 106.6 g |
| 食塩相当量 | 0 g | カリウム | 221 mg | リン | 16 mg |

100g中のカリウム 170mg

● 果物

みかん 1個 100g
(正味 80g)

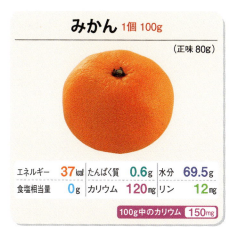

| エネルギー | 37 kcal | たんぱく質 | 0.6 g | 水分 | 69.5 g |
| 食塩相当量 | 0 g | カリウム | 120 mg | リン | 12 mg |

100g中のカリウム 150mg

メロン 1/6個 260g
(正味 130g)

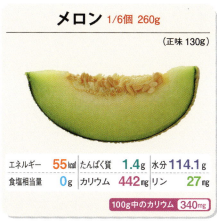

| エネルギー | 55 kcal | たんぱく質 | 1.4 g | 水分 | 114.1 g |
| 食塩相当量 | 0 g | カリウム | 442 mg | リン | 27 mg |

100g中のカリウム 340mg

桃 1個 200g
(正味 170g)

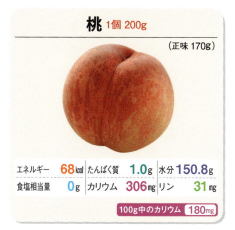

| エネルギー | 68 kcal | たんぱく質 | 1.0 g | 水分 | 150.8 g |
| 食塩相当量 | 0 g | カリウム | 306 mg | リン | 31 mg |

100g中のカリウム 180mg

ゆず (皮、果汁) 1個 100g
(正味 65g)

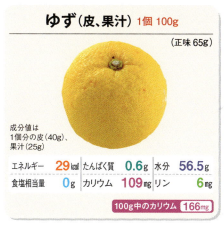

成分値は
1個分の皮(40g)、
果汁(25g)

| エネルギー | 29 kcal | たんぱく質 | 0.6 g | 水分 | 56.5 g |
| 食塩相当量 | 0 g | カリウム | 109 mg | リン | 6 mg |

100g中のカリウム 166mg

りんご 中1個 250g
(正味 213g)

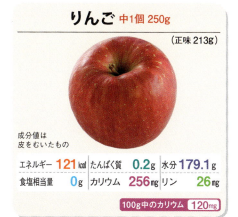

成分値は
皮をむいたもの

| エネルギー | 121 kcal | たんぱく質 | 0.2 g | 水分 | 179.1 g |
| 食塩相当量 | 0 g | カリウム | 256 mg | リン | 26 mg |

100g中のカリウム 120mg

レモン 1個 100g
(正味 97g)

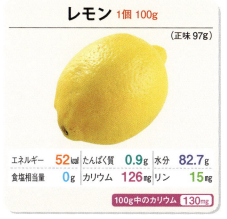

| エネルギー | 52 kcal | たんぱく質 | 0.9 g | 水分 | 82.7 g |
| 食塩相当量 | 0 g | カリウム | 126 mg | リン | 15 mg |

100g中のカリウム 130mg

果物

● 果物加工品

干しあんず 1個 8g

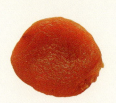

| エネルギー | 23 kcal | たんぱく質 | 0.7 g | 水分 | 1.3 g |
| 食塩相当量 | 0 g | カリウム | 104 mg | リン | 10 mg |

100g中のカリウム 1300 mg

プルーン（ドライ）種なし1個 10g

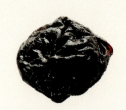

| エネルギー | 24 kcal | たんぱく質 | 0.3 g | 水分 | 3.3 g |
| 食塩相当量 | 0 g | カリウム | 48 mg | リン | 5 mg |

100g中のカリウム 480 mg

レーズン 20粒 10g

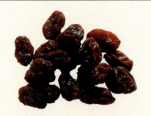

| エネルギー | 30 kcal | たんぱく質 | 0.3 g | 水分 | 1.5 g |
| 食塩相当量 | 0 g | カリウム | 74 mg | リン | 9 mg |

100g中のカリウム 740 mg

干し柿 1個 44g
（正味 40g）

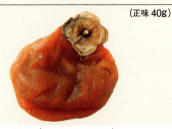

| エネルギー | 110 kcal | たんぱく質 | 0.6 g | 水分 | 9.6 g |
| 食塩相当量 | 0 g | カリウム | 268 mg | リン | 25 mg |

100g中のカリウム 670 mg

干しいちじく 1個 20g

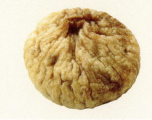

| エネルギー | 58 kcal | たんぱく質 | 0.6 g | 水分 | 3.6 g |
| 食塩相当量 | 微 | カリウム | 168 mg | リン | 15 mg |

100g中のカリウム 840 mg

みかん缶詰め 10房 50g

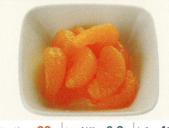

成分値は液汁を含まない

| エネルギー | 32 kcal | たんぱく質 | 0.3 g | 水分 | 41.9 g |
| 食塩相当量 | 0 g | カリウム | 38 mg | リン | 4 mg |

100g中のカリウム 75 mg

● 果物加工品

桃缶詰め 1切れ（1/2個）60g

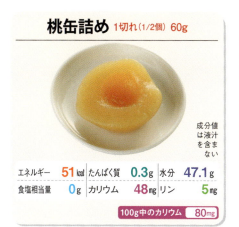

成分値は液汁を含まない

エネルギー	51 kcal	たんぱく質	0.3g	水分	47.1g
食塩相当量	0g	カリウム	48mg	リン	5mg

100g中のカリウム 80mg

パイナップル缶詰め 1切れ 40g

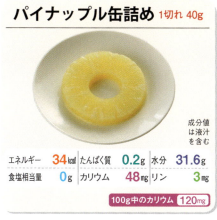

成分値は液汁を含む

エネルギー	34 kcal	たんぱく質	0.2g	水分	31.6g
食塩相当量	0g	カリウム	48mg	リン	3mg

100g中のカリウム 120mg

洋なし缶詰め 1切れ（1/2個）60g

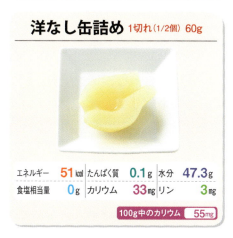

エネルギー	51 kcal	たんぱく質	0.1g	水分	47.3g
食塩相当量	0g	カリウム	33mg	リン	3mg

100g中のカリウム 55mg

いちごジャム 大さじ1杯 21g

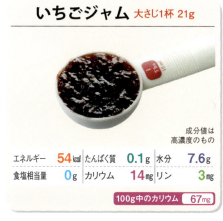

成分値は高濃度のもの

エネルギー	54 kcal	たんぱく質	0.1g	水分	7.6g
食塩相当量	0g	カリウム	14mg	リン	3mg

100g中のカリウム 67mg

オレンジマーマレード 大さじ1杯 21g

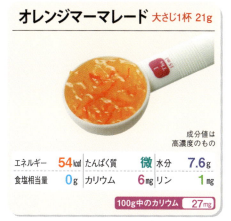

成分値は高濃度のもの

エネルギー	54 kcal	たんぱく質	微	水分	7.6g
食塩相当量	0g	カリウム	6mg	リン	1mg

100g中のカリウム 27mg

ブルーベリージャム 大さじ1杯 21g

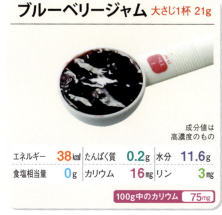

成分値は高濃度のもの

エネルギー	38 kcal	たんぱく質	0.2g	水分	11.6g
食塩相当量	0g	カリウム	16mg	リン	3mg

100g中のカリウム 75mg

種実・種実加工品

● 種実・種実加工品

アーモンド（フライ・味つけ） 10粒 15g

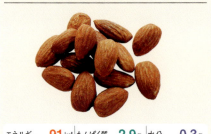

| エネルギー | 91 kcal | たんぱく質 | 2.9 g | 水分 | 0.3 g |
| 食塩相当量 | 微 | カリウム | 111 mg | リン | 72 mg |

たんぱく質5g分の重量　26g

梅干し 中1個 7g

（正味 6g）

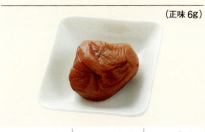

| エネルギー | 2 kcal | たんぱく質 | 0.1 g | 水分 | 3.9 g |
| 食塩相当量 | 1.3 g | カリウム | 26 mg | リン | 1 mg |

たんぱく質5g分の重量　556g

カシューナッツ（フライ・味つけ） 10粒 15g

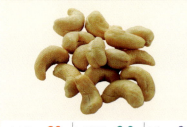

| エネルギー | 86 kcal | たんぱく質 | 3.0 g | 水分 | 0.5 g |
| 食塩相当量 | 0.1 g | カリウム | 89 mg | リン | 74 mg |

たんぱく質5g分の重量　25g

ぎんなん（殻つき） 15粒 40g

（正味 30g）

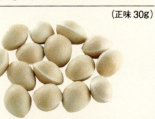

| エネルギー | 51 kcal | たんぱく質 | 1.4 g | 水分 | 17.2 g |
| 食塩相当量 | 0 | カリウム | 213 mg | リン | 36 mg |

たんぱく質5g分の重量　106g

栗 3個 60g

（正味 42g）

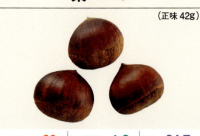

| エネルギー | 69 kcal | たんぱく質 | 1.2 g | 水分 | 24.7 g |
| 食塩相当量 | 0 g | カリウム | 176 mg | リン | 29 mg |

たんぱく質5g分の重量　179g

栗（甘露煮） 1個 15g

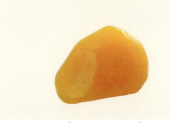

| エネルギー | 36 kcal | たんぱく質 | 0.3 g | 水分 | 6.1 g |
| 食塩相当量 | 0 g | カリウム | 11 mg | リン | 4 mg |

たんぱく質5g分の重量　278g

● 種実・種実加工品

くるみ（いり） 10粒 20g

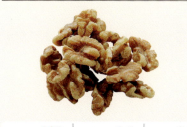

エネルギー	135kcal	たんぱく質	2.9g	水分	0.6g
食塩相当量	0g	カリウム	108mg	リン	56mg

たんぱく質5g分の重量 34g

ごま（いり） 大さじ1 6g

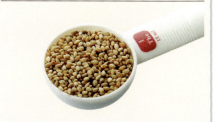

エネルギー	36kcal	たんぱく質	1.2g	水分	0.1g
食塩相当量	0g	カリウム	25mg	リン	34mg

たんぱく質5g分の重量 25g

ピーナッツ（いり） 10個 25g

（正味 18g）

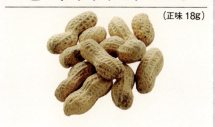

エネルギー	105kcal	たんぱく質	4.8g	水分	0.4g
食塩相当量	0g	カリウム	139mg	リン	70mg

たんぱく質5g分の重量 19g

ピスタチオ（いり・味つけ） 15個 12g

（正味 7g）

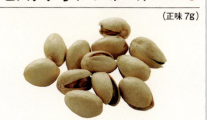

エネルギー	43kcal	たんぱく質	1.2g	水分	0.2g
食塩相当量	微	カリウム	68mg	リン	31mg

たんぱく質5g分の重量 29g

マカデミアナッツ（いり・味つけ） 15粒 30g

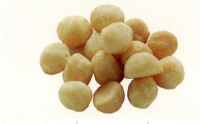

エネルギー	216kcal	たんぱく質	2.5g	水分	0.4g
食塩相当量	0.2g	カリウム	90mg	リン	42mg

たんぱく質5g分の重量 60g

松の実（いり） 20g

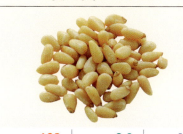

エネルギー	138kcal	たんぱく質	2.9g	水分	0.4g
食塩相当量	0g	カリウム	124mg	リン	110mg

たんぱく質5g分の重量 34g

菓子

● 洋菓子

ショートケーキ 1切れ 110g

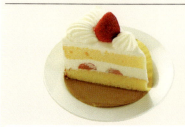

| エネルギー | 360kcal | たんぱく質 | 7.8g | 水分 | 38.5g |
| 食塩相当量 | 0.2g | カリウム | 100mg | リン | 121mg |

シュークリーム 1個 70g

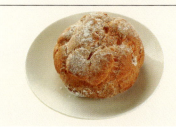

| エネルギー | 160kcal | たんぱく質 | 4.2g | 水分 | 39.4g |
| 食塩相当量 | 0.1g | カリウム | 84mg | リン | 105mg |

ベイクドチーズケーキ 1切れ 110g

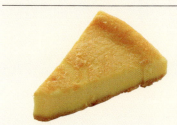

| エネルギー | 350kcal | たんぱく質 | 9.4g | 水分 | 50.7g |
| 食塩相当量 | 0.6g | カリウム | 95mg | リン | 110mg |

イーストドーナツ 1個 45g

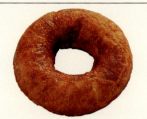

| エネルギー | 174kcal | たんぱく質 | 3.2g | 水分 | 12.4g |
| 食塩相当量 | 0.4g | カリウム | 50mg | リン | 33mg |

ケーキドーナツ 小1個 20g

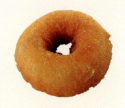

| エネルギー | 75kcal | たんぱく質 | 1.4g | 水分 | 4.0g |
| 食塩相当量 | 0.1g | カリウム | 24mg | リン | 20mg |

パウンドケーキ 1切れ 40g

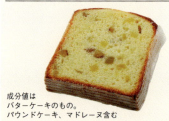

成分値はバターケーキのもの。パウンドケーキ、マドレーヌ含む

| エネルギー | 177kcal | たんぱく質 | 2.3g | 水分 | 8.0g |
| 食塩相当量 | 0.2g | カリウム | 29mg | リン | 28mg |

● 洋菓子

プリン 小1個 80g

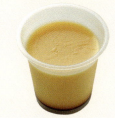

| エネルギー | 101 kcal | たんぱく質 | 4.4 g | 水分 | 59.3 g |
| 食塩相当量 | 0.2 g | カリウム | 112 mg | リン | 88 mg |

コーヒーゼリー 1個 80g

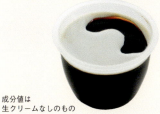

成分値は
生クリームなしのもの

| エネルギー | 38 kcal | たんぱく質 | 1.3 g | 水分 | 70.2 g |
| 食塩相当量 | 0 g | カリウム | 38 mg | リン | 4 mg |

ババロア 1個 85g

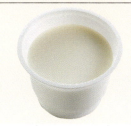

| エネルギー | 185 kcal | たんぱく質 | 4.8 g | 水分 | 51.8 g |
| 食塩相当量 | 0.1 g | カリウム | 75 mg | リン | 111 mg |

アイスクリーム（高脂肪） 1食分 95g

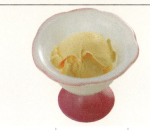

| エネルギー | 201 kcal | たんぱく質 | 3.3 g | 水分 | 58.2 g |
| 食塩相当量 | 0.2 g | カリウム | 152 mg | リン | 105 mg |

クッキー 3枚 24g

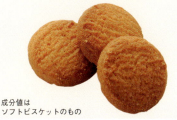

成分値は
ソフトビスケットのもの

| エネルギー | 125 kcal | たんぱく質 | 1.4 g | 水分 | 0.8 g |
| 食塩相当量 | 0.1 g | カリウム | 26 mg | リン | 16 mg |

ミルクチョコレート 3かけ 15g

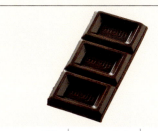

| エネルギー | 84 kcal | たんぱく質 | 1.0 g | 水分 | 0.1 g |
| 食塩相当量 | 微 | カリウム | 66 mg | リン | 36 mg |

菓子

● 和菓子

大福もち 1個 60g
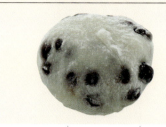
エネルギー	141 kcal	たんぱく質	2.9 g	水分	24.9 g
食塩相当量	0.1 g	カリウム	28 mg	リン	35 mg

きんつば 1個 55g
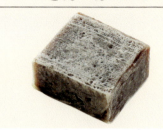
エネルギー	146 kcal	たんぱく質	3.3 g	水分	18.7 g
食塩相当量	0.2 g	カリウム	88 mg	リン	41 mg

桜もち（関東風）1個 60g
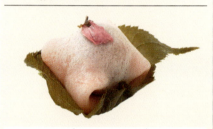
エネルギー	143 kcal	たんぱく質	2.7 g	水分	24.3 g
食塩相当量	0.1 g	カリウム	22 mg	リン	22 mg

どら焼き 1個 80g
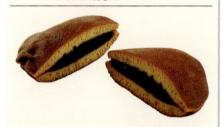
エネルギー	227 kcal	たんぱく質	5.3 g	水分	25.2 g
食塩相当量	0.3 g	カリウム	96 mg	リン	64 mg

カステラ 1切れ 50g
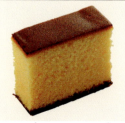
エネルギー	160 kcal	たんぱく質	3.1 g	水分	12.8 g
食塩相当量	0.1 g	カリウム	40 mg	リン	48 mg

げっぺい 1個 80g
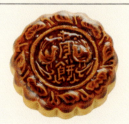
エネルギー	286 kcal	たんぱく質	4.2 g	水分	16.7 g
食塩相当量	0.1 g	カリウム	54 mg	リン	59 mg

● 和菓子

草もち 1個 50g

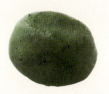

| エネルギー | 115kcal | たんぱく質 | 2.1g | 水分 | 21.5g |
| 食塩相当量 | 0g | カリウム | 24mg | リン | 25mg |

みたらしだんご 1本 60g

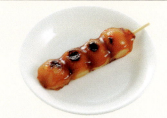

| エネルギー | 118kcal | たんぱく質 | 1.9g | 水分 | 30.3g |
| 食塩相当量 | 0.4g | カリウム | 35mg | リン | 31mg |

みつ豆 1食分215g

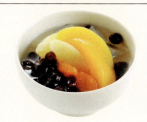

| エネルギー | 136kcal | たんぱく質 | 2.5g | 水分 | 183.2g |
| 食塩相当量 | 微 | カリウム | 203mg | リン | 39mg |

水ようかん 1個 80g

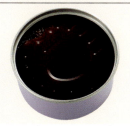

| エネルギー | 137kcal | たんぱく質 | 2.1g | 水分 | 45.6g |
| 食塩相当量 | 0.1g | カリウム | 14mg | リン | 18mg |

せんべい（しょうゆ）1枚 20g

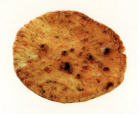

| エネルギー | 75kcal | たんぱく質 | 1.6g | 水分 | 1.2g |
| 食塩相当量 | 0.4g | カリウム | 26mg | リン | 20mg |

かりんとう（黒）3個12g

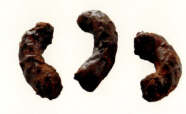

| エネルギー | 53kcal | たんぱく質 | 0.9g | 水分 | 0.4g |
| 食塩相当量 | 0g | カリウム | 36mg | リン | 7mg |

菓子

● 菓子パン

あんパン 1個 95g

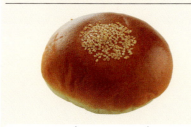

| エネルギー | 266 kcal | たんぱく質 | 7.5 g | 水分 | 33.7 g |
| 食塩相当量 | 0.7 g | カリウム | 73 mg | リン | 70 mg |

クリームパン 1個 80g

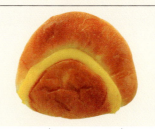

| エネルギー | 244 kcal | たんぱく質 | 8.2 g | 水分 | 28.8 g |
| 食塩相当量 | 0.7 g | カリウム | 96 mg | リン | 96 mg |

ジャムパン 1個 80g

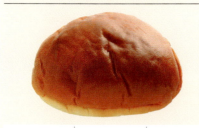

| エネルギー | 238 kcal | たんぱく質 | 5.3 g | 水分 | 25.6 g |
| 食塩相当量 | 0.6 g | カリウム | 76 mg | リン | 53 mg |

メロンパン 1個 90g

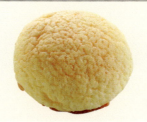

| エネルギー | 329 kcal | たんぱく質 | 7.2 g | 水分 | 18.8 g |
| 食塩相当量 | 0.5 g | カリウム | 99 mg | リン | 76 mg |

チョココロネ 1個 80g

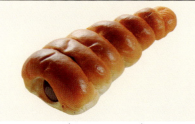

| エネルギー | 270 kcal | たんぱく質 | 5.7 g | 水分 | 26.8 g |
| 食塩相当量 | 0.7 g | カリウム | 128 mg | リン | 80 mg |

揚げパン 1個 70g

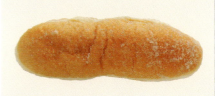

成分値には仕上げの砂糖は含まれない

| エネルギー | 264 kcal | たんぱく質 | 6.1 g | 水分 | 19.4 g |
| 食塩相当量 | 0.8 g | カリウム | 77 mg | リン | 60 mg |

● スナック菓子

ビスケット 1枚 7g

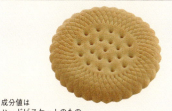

成分値は
ハードビスケットのもの

エネルギー	30 kcal	たんぱく質	0.5 g	水分	0.2 g
食塩相当量	0.1 g	カリウム	10 mg	リン	7 mg

クラッカー 3枚 21g

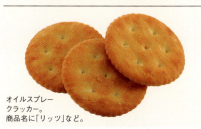

オイルスプレー
クラッカー。
商品名に「リッツ」など。

エネルギー	103 kcal	たんぱく質	1.8 g	水分	0.6 g
食塩相当量	0.3 g	カリウム	23 mg	リン	40 mg

小麦粉あられ 50g

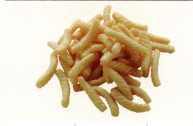

エネルギー	241 kcal	たんぱく質	3.8 g	水分	1.0 g
食塩相当量	0.9 g	カリウム	50 mg	リン	28 mg

キャラメル 1個 5g

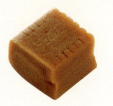

エネルギー	22 kcal	たんぱく質	0.2 g	水分	0.3 g
食塩相当量	微	カリウム	9 mg	リン	5 mg

ポテトチップス 10枚 15g

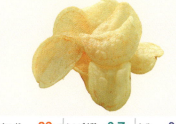

エネルギー	83 kcal	たんぱく質	0.7 g	水分	0.3 g
食塩相当量	0.2 g	カリウム	180 mg	リン	15 mg

コーンスナック 20個 20g

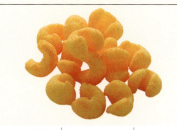

エネルギー	105 kcal	たんぱく質	1.0 g	水分	0.2 g
食塩相当量	0.2 g	カリウム	18 mg	リン	14 mg

菓子

● スナック菓子、珍味ほか

揚げえんどう豆 20g

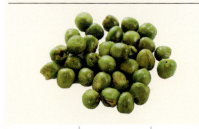

エネルギー	85 kcal	たんぱく質	4.2 g	水分	1.1 g
食塩相当量	0.4 g	カリウム	170 mg	リン	90 mg

ボーロ 50粒 40g

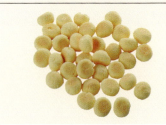

エネルギー	156 kcal	たんぱく質	1.0 g	水分	1.8 g
食塩相当量	微	カリウム	17 mg	リン	22 mg

あたりめ ひとつかみ20g

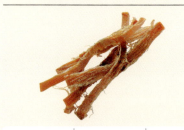

エネルギー	67 kcal	たんぱく質	13.8 g	水分	4.0 g
食塩相当量	0.5 g	カリウム	220 mg	リン	220 mg

さきいか ひとつかみ20g

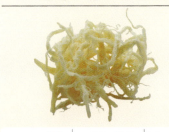

エネルギー	56 kcal	たんぱく質	9.1 g	水分	5.3 g
食塩相当量	1.4 g	カリウム	46 mg	リン	86 mg

干しいも 1枚 20g

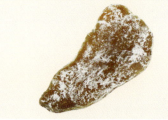

エネルギー	61 kcal	たんぱく質	0.6 g	水分	4.4 g
食塩相当量	0	カリウム	196 mg	リン	19 mg

ビーフジャーキー 6cm長さ5枚 30g

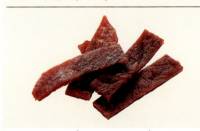

エネルギー	95 kcal	たんぱく質	16.4 g	水分	7.3 g
食塩相当量	1.4 g	カリウム	228 mg	リン	16 mg

● たんぱく質調整・エネルギー調整食品（菓子、飲料）

たんぱく質控えめの菓子、甘みが少なく高エネルギーを得られる粉飴を使ったお菓子や飲料などさまざまなものがあり、カリウムやリンの含有量も少なくなっています。

柏餅(こしあん・冷凍)
1個60g

エネルギー	144 kcal
たんぱく質	0.4 g
水分	24 g
食塩相当量	0.03 g
カリウム	7 mg
リン	9 mg

木徳神糧

串団子(みたらし・冷凍)
1本60g

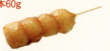

エネルギー	134 kcal
たんぱく質	0.2 g
水分	27 g
食塩相当量	0.13 g
カリウム	9 mg
リン	7 mg

木徳神糧

たんぱく質調整 純米せんべい(甘醤油味)
3枚約10g
(1袋65g入り。3枚あたりは参考値)

エネルギー	59 kcal
たんぱく質	0.09 g
水分	—
食塩相当量	0.02 g
カリウム	1.2 mg
リン	2.8 mg

木徳神糧

たんぱく調整ビスコ
1袋2枚10.9g

エネルギー	54 kcal
たんぱく質	0.3 g
水分	—
食塩相当量	0.03 g
カリウム	5 mg
リン	6 mg

アイクレオ

たんぱく調整チョコレート
1枚8.5g

エネルギー	50 kcal
たんぱく質	0.15 g
水分	—
食塩相当量	0.003 g
カリウム	10 mg
リン	5.4 mg

アイクレオ

やさしくラクケア クリーミープリン チーズケーキ風味
1個63g

エネルギー	150 kcal
たんぱく質	0 g
水分	36.1 g
食塩相当量	0.041 g
カリウム	6.9 mg
リン	10 mg

ハウス食品

丸型ニューマクトンビスキー レモン風味
1袋2枚18.6g

エネルギー	100 kcal
たんぱく質	0.5 g
水分	0.3 g
食塩相当量	0.01 g
カリウム	11 mg
リン	6 mg

キッセイ薬品工業

粉飴ゼリー　りんご味
1個82g

エネルギー	160 kcal
たんぱく質	0 g
水分	39.0 g
食塩相当量	0.02 g
カリウム	0〜3 mg
リン	0〜1 mg

H+Bライフサイエンス

元気ジンジン グレープ
1個100ml

エネルギー	125 kcal
たんぱく質	0 g
水分	77.9 g
食塩相当量	0.07 g
カリウム	3.4 mg
リン	2.2 mg

ヘルシーフード

飲料

● アルコール飲料

ビール・淡色 コップ1杯（200mℓ）202g

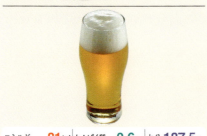

エネルギー	81 kcal	たんぱく質	0.6 g	水分	187.5 g
食塩相当量	0 g	カリウム	69 mg	リン	30 mg

発泡酒 コップ1杯（200mℓ）202g

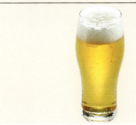

エネルギー	91 kcal	たんぱく質	0.2 g	水分	185.8 g
食塩相当量	0 g	カリウム	26 mg	リン	16 mg

純米酒 1合（180mℓ）180g

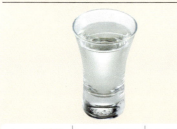

エネルギー	185 kcal	たんぱく質	0.7 g	水分	150.7 g
食塩相当量	0 g	カリウム	9 mg	リン	16 mg

焼酎（25度） 1合（180mℓ）175g

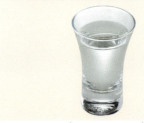

エネルギー	256 kcal	たんぱく質	0 g	水分	139.1 g
食塩相当量	− g	カリウム	微	リン	微

白ワイン グラス1杯（80mℓ）80g

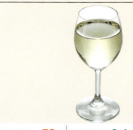

エネルギー	58 kcal	たんぱく質	0.1 g	水分	70.9 g
食塩相当量	0 g	カリウム	48 mg	リン	10 mg

赤ワイン グラス1杯（80mℓ）80g

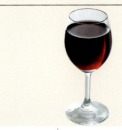

エネルギー	58 kcal	たんぱく質	0.2 g	水分	71.0 g
食塩相当量	0 g	カリウム	88 mg	リン	10 mg

● アルコール飲料、ソフトドリンク

ウイスキー シングル1杯（30mℓ） 29g

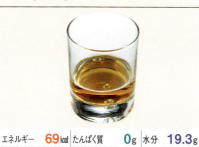

エネルギー	69 kcal	たんぱく質	0g	水分	19.3g
食塩相当量	0g	カリウム	微	リン	微

紹興酒 30mℓ 29g

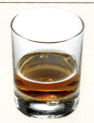

エネルギー	37 kcal	たんぱく質	0.5g	水分	22.9g
食塩相当量	0g	カリウム	16mg	リン	11mg

野菜ジュース コップ1杯（200mℓ） 210g

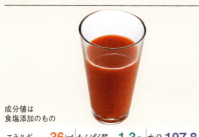

成分値は
食塩添加のもの

エネルギー	36 kcal	たんぱく質	1.3g	水分	197.8g
食塩相当量	0.4g	カリウム	420mg	リン	23mg

にんじんジュース コップ1杯（200mℓ） 210g

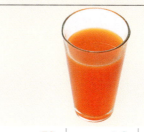

エネルギー	59 kcal	たんぱく質	1.3g	水分	193.2g
食塩相当量	0g	カリウム	588mg	リン	42mg

オレンジジュース（果汁100％） コップ1杯（200mℓ） 210g

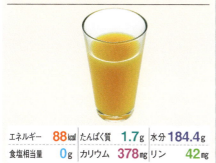

エネルギー	88 kcal	たんぱく質	1.7g	水分	184.4g
食塩相当量	0g	カリウム	378mg	リン	42mg

りんごジュース（果汁100％） コップ1杯（200mℓ） 210g

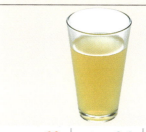

エネルギー	92 kcal	たんぱく質	0.4g	水分	184.2g
食塩相当量	0g	カリウム	162mg	リン	13mg

飲 料

● ソフトドリンク

コーラ コップ1杯(200mℓ) 210g

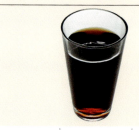

| エネルギー | 97 kcal | たんぱく質 | 0.2 g | 水分 | 185.9 g |
| 食塩相当量 | 0 g | カリウム | 微 | リン | 23 mg |

サイダー コップ1杯(200mℓ) 210g

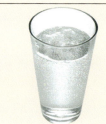

| エネルギー | 86 kcal | たんぱく質 | 微 | 水分 | 188.6 g |
| 食塩相当量 | 0 g | カリウム | 微 | リン | 0 mg |

ミルクココア 粉末大さじ1杯9g分

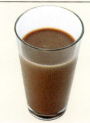

お湯150mℓで、溶いたもの

| エネルギー | 37 kcal | たんぱく質 | 0.7 g | 水分 | 150.1 g |
| 食塩相当量 | 0.1 g | カリウム | 66 mg | リン | 22 mg |

コーヒー牛乳 コップ1杯(200mℓ) 211g

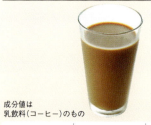

成分値は乳飲料(コーヒー)のもの

| エネルギー | 118 kcal | たんぱく質 | 4.6 g | 水分 | 185.9 g |
| 食塩相当量 | 0.2 g | カリウム | 179 mg | リン | 116 mg |

せん茶(液) 100mℓ 100g

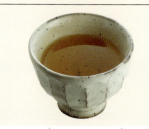

| エネルギー | 2 kcal | たんぱく質 | 0.2 g | 水分 | 99.4 g |
| 食塩相当量 | 0 g | カリウム | 27 mg | リン | 2 mg |

ほうじ茶(液) 100mℓ 100g

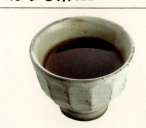

| エネルギー | 0 kcal | たんぱく質 | 微 | 水分 | 99.8 g |
| 食塩相当量 | 0 g | カリウム | 24 mg | リン | 1 mg |

● ソフトドリンクほか

乳酸菌飲料 1本 65g

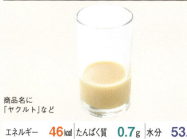

商品名に「ヤクルト」など

エネルギー	46kcal	たんぱく質	0.7g	水分	53.4g
食塩相当量	0g	カリウム	31mg	リン	20mg

スポーツドリンク 200㎖ 200g

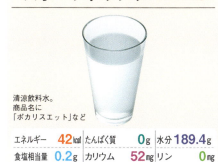

清涼飲料水。商品名に「ポカリスエット」など

エネルギー	42kcal	たんぱく質	0g	水分	189.4g
食塩相当量	0.2g	カリウム	52mg	リン	0mg

コーヒー（液・砂糖入り） カップ1杯（102㎖）102g

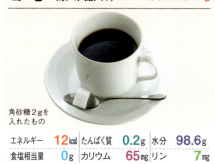

角砂糖2gを入れたもの

エネルギー	12kcal	たんぱく質	0.2g	水分	98.6g
食塩相当量	0g	カリウム	65mg	リン	7mg

コーヒー（液・砂糖、ミルク入り） カップ1杯（107㎖）107g

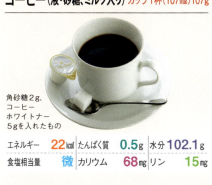

角砂糖2g、コーヒーホワイトナー5gを入れたもの

エネルギー	22kcal	たんぱく質	0.5g	水分	102.1g
食塩相当量	微	カリウム	68mg	リン	15mg

紅茶（液・レモン、砂糖入り） カップ1杯（116㎖）116g

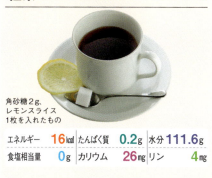

角砂糖2g、レモンスライス1枚を入れたもの

エネルギー	16kcal	たんぱく質	0.2g	水分	111.6g
食塩相当量	0g	カリウム	26mg	リン	4mg

紅茶（液・ミルク、砂糖入り） カップ1杯（107㎖）107g

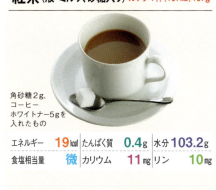

角砂糖2g、コーヒーホワイトナー5gを入れたもの

エネルギー	19kcal	たんぱく質	0.4g	水分	103.2g
食塩相当量	微	カリウム	11mg	リン	10mg

調味料

● 塩、しょうゆ

塩（食塩） 小さじ1杯 6g

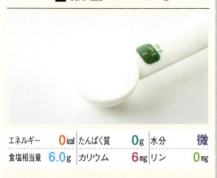

エネルギー	0 kcal	たんぱく質	0 g	水分	微
食塩相当量	6.0 g	カリウム	6 mg	リン	0 mg

塩（精製塩） 小さじ1杯 6g

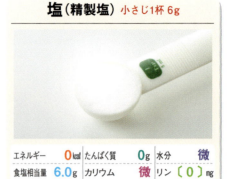

エネルギー	0 kcal	たんぱく質	0 g	水分	微
食塩相当量	6.0 g	カリウム	微	リン	〔0〕mg

塩（精製塩） 小さじ1/4杯 1.25g

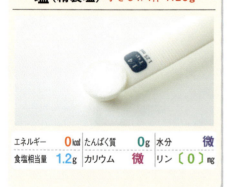

エネルギー	0 kcal	たんぱく質	0 g	水分	微
食塩相当量	1.2 g	カリウム	微	リン	〔0〕mg

塩（並塩） 小さじ1杯 5g

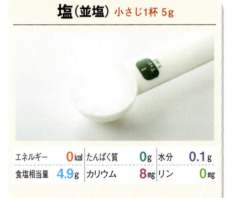

エネルギー	0 kcal	たんぱく質	0 g	水分	0.1 g
食塩相当量	4.9 g	カリウム	8 mg	リン	0 mg

しょうゆ（こいくち） 小さじ1杯 6g

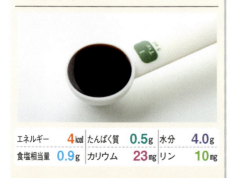

エネルギー	4 kcal	たんぱく質	0.5 g	水分	4.0 g
食塩相当量	0.9 g	カリウム	23 mg	リン	10 mg

しょうゆ（うすくち） 小さじ1杯 6g

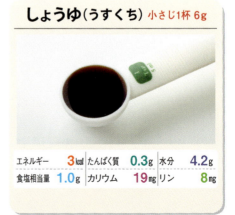

エネルギー	3 kcal	たんぱく質	0.3 g	水分	4.2 g
食塩相当量	1.0 g	カリウム	19 mg	リン	8 mg

●しょうゆ、みそ

減塩しょうゆ（こいくち） 小さじ1杯 6g

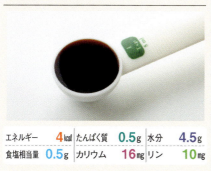

エネルギー	4 kcal	たんぱく質	0.5 g	水分	4.5 g
食塩相当量	0.5 g	カリウム	16 mg	リン	10 mg

白しょうゆ 小さじ1杯 6g

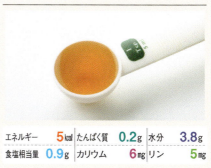

エネルギー	5 kcal	たんぱく質	0.2 g	水分	3.8 g
食塩相当量	0.9 g	カリウム	6 mg	リン	5 mg

みそ（甘みそ） 小さじ1杯 6g

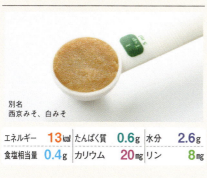

別名
西京みそ、白みそ

エネルギー	13 kcal	たんぱく質	0.6 g	水分	2.6 g
食塩相当量	0.4 g	カリウム	20 mg	リン	8 mg

みそ（辛みそ・淡色） 小さじ1杯 6g

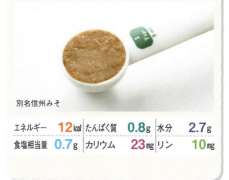

別名 信州みそ

エネルギー	12 kcal	たんぱく質	0.8 g	水分	2.7 g
食塩相当量	0.7 g	カリウム	23 mg	リン	10 mg

みそ（麦みそ） 小さじ1杯 6g

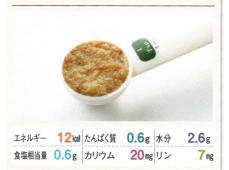

エネルギー	12 kcal	たんぱく質	0.6 g	水分	2.6 g
食塩相当量	0.6 g	カリウム	20 mg	リン	7 mg

みそ（豆みそ） 小さじ1杯 6g

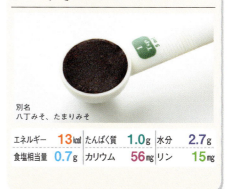

別名
八丁みそ、たまりみそ

エネルギー	13 kcal	たんぱく質	1.0 g	水分	2.7 g
食塩相当量	0.7 g	カリウム	56 mg	リン	15 mg

調味料

● 酢、ソース

米酢 小さじ1杯 5g

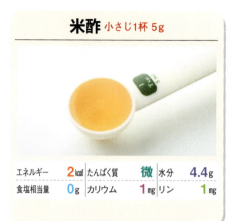

| エネルギー | 2kcal | たんぱく質 | 微 | 水分 | 4.4g |
| 食塩相当量 | 0g | カリウム | 1mg | リン | 1mg |

穀物酢 小さじ1杯 5g

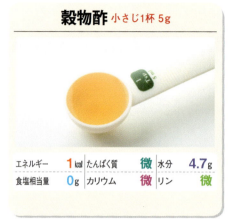

| エネルギー | 1kcal | たんぱく質 | 微 | 水分 | 4.7g |
| 食塩相当量 | 0g | カリウム | 微 | リン | 微 |

バルサミコ酢 小さじ1杯 5g

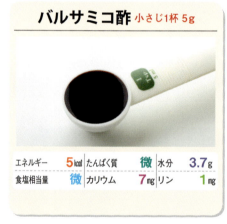

| エネルギー | 5kcal | たんぱく質 | 微 | 水分 | 3.7g |
| 食塩相当量 | 微 | カリウム | 7mg | リン | 1mg |

ポン酢しょうゆ 小さじ1杯 6g

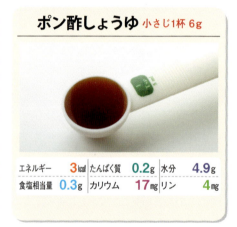

| エネルギー | 3kcal | たんぱく質 | 0.2g | 水分 | 4.9g |
| 食塩相当量 | 0.3g | カリウム | 17mg | リン | 4mg |

ウスターソース 小さじ1杯 6g

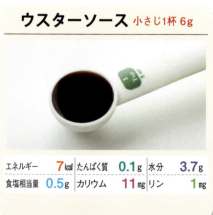

| エネルギー | 7kcal | たんぱく質 | 0.1g | 水分 | 3.7g |
| 食塩相当量 | 0.5g | カリウム | 11mg | リン | 1mg |

濃厚ソース 小さじ1杯 6g

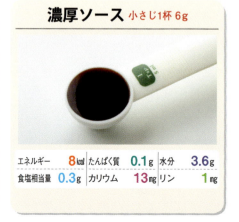

| エネルギー | 8kcal | たんぱく質 | 0.1g | 水分 | 3.6g |
| 食塩相当量 | 0.3g | カリウム | 13mg | リン | 1mg |

● トマトケチャップなど

トマトケチャップ 小さじ1杯 5g

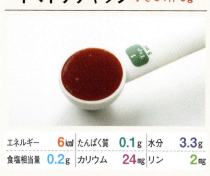

エネルギー	6 kcal	たんぱく質	0.1 g	水分	3.3 g
食塩相当量	0.2 g	カリウム	24 mg	リン	2 mg

トマトピューレー 小さじ1杯 5g

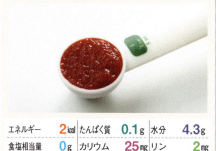

エネルギー	2 kcal	たんぱく質	0.1 g	水分	4.3 g
食塩相当量	0 g	カリウム	25 mg	リン	2 mg

チリソース 小さじ1杯 5g

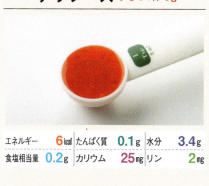

エネルギー	6 kcal	たんぱく質	0.1 g	水分	3.4 g
食塩相当量	0.2 g	カリウム	25 mg	リン	2 mg

オイスターソース 小さじ1杯 6g

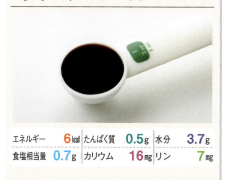

エネルギー	6 kcal	たんぱく質	0.5 g	水分	3.7 g
食塩相当量	0.7 g	カリウム	16 mg	リン	7 mg

豆板醤（トウバンジャン） 小さじ1杯 6g

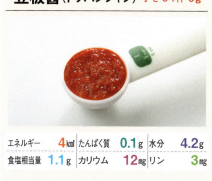

エネルギー	4 kcal	たんぱく質	0.1 g	水分	4.2 g
食塩相当量	1.1 g	カリウム	12 mg	リン	3 mg

甜麺醤（テンメンジャン） 小さじ1杯 6g

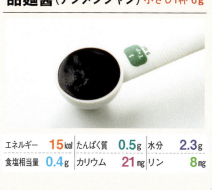

エネルギー	15 kcal	たんぱく質	0.5 g	水分	2.3 g
食塩相当量	0.4 g	カリウム	21 mg	リン	8 mg

調味料

● だし・だしの素など

顆粒和風だし 小さじ1杯 3g

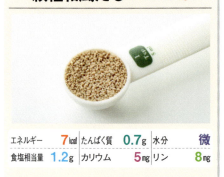

| エネルギー | 7 kcal | たんぱく質 | 0.7 g | 水分 | 微 |
| 食塩相当量 | 1.2 g | カリウム | 5 mg | リン | 8 mg |

おでん用顆粒だし 小さじ1杯 3g

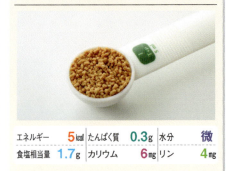

| エネルギー | 5 kcal | たんぱく質 | 0.3 g | 水分 | 微 |
| 食塩相当量 | 1.7 g | カリウム | 6 mg | リン | 4 mg |

コンソメ（固形） 1個 5g

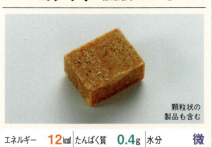

顆粒状の製品も含む

| エネルギー | 12 kcal | たんぱく質 | 0.4 g | 水分 | 微 |
| 食塩相当量 | 2.2 g | カリウム | 10 mg | リン | 4 mg |

顆粒中華だし 小さじ1杯 3g

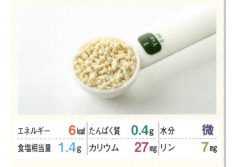

| エネルギー | 6 kcal | たんぱく質 | 0.4 g | 水分 | 微 |
| 食塩相当量 | 1.4 g | カリウム | 27 mg | リン | 7 mg |

かつお・こんぶだし（液状） 200㎖

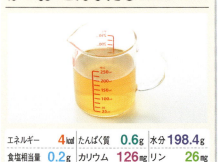

| エネルギー | 4 kcal | たんぱく質 | 0.6 g | 水分 | 198.4 g |
| 食塩相当量 | 0.2 g | カリウム | 126 mg | リン | 26 mg |

洋風だし（液状） 200㎖

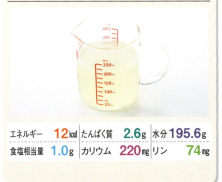

| エネルギー | 12 kcal | たんぱく質 | 2.6 g | 水分 | 195.6 g |
| 食塩相当量 | 1.0 g | カリウム | 220 mg | リン | 74 mg |

●みりん、料理酒など

本みりん 大さじ1杯 18g

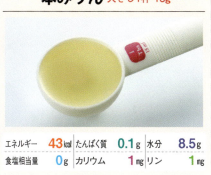

| エネルギー | 43kcal | たんぱく質 | 0.1g | 水分 | 8.5g |
| 食塩相当量 | 0g | カリウム | 1mg | リン | 1mg |

みりん風調味料 大さじ1杯 18g

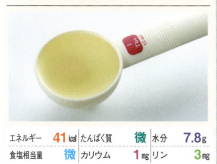

| エネルギー | 41kcal | たんぱく質 | 微 | 水分 | 7.8g |
| 食塩相当量 | 微 | カリウム | 1mg | リン | 3mg |

料理酒 大さじ1杯 15g

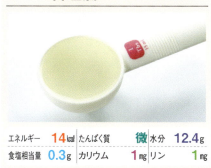

| エネルギー | 14kcal | たんぱく質 | 微 | 水分 | 12.4g |
| 食塩相当量 | 0.3g | カリウム | 1mg | リン | 1mg |

清酒(普通酒) 大さじ1杯 15g

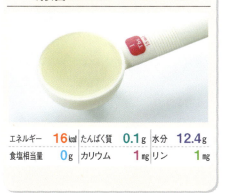

| エネルギー | 16kcal | たんぱく質 | 0.1g | 水分 | 12.4g |
| 食塩相当量 | 0g | カリウム | 1mg | リン | 1mg |

めんつゆ(3倍濃縮タイプ) 大さじ1杯 15g

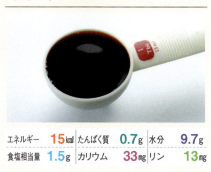

| エネルギー | 15kcal | たんぱく質 | 0.7g | 水分 | 9.7g |
| 食塩相当量 | 1.5g | カリウム | 33mg | リン | 13mg |

めんつゆ(ストレートタイプ) 大さじ1杯 15g

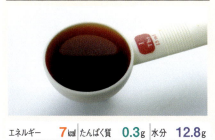

| エネルギー | 7kcal | たんぱく質 | 0.3g | 水分 | 12.8g |
| 食塩相当量 | 0.5g | カリウム | 15mg | リン | 7mg |

調味料

● マヨネーズ、ドレッシングなど

マヨネーズ 大さじ1杯 12g

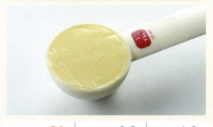

エネルギー	84 kcal	たんぱく質	0.2g	水分	1.9g
食塩相当量	0.2g	カリウム	2mg	リン	4mg

和風ドレッシング 大さじ1杯 15g

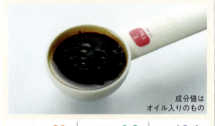

成分値は
オイル入りのもの

エネルギー	30 kcal	たんぱく質	0.3g	水分	10.4g
食塩相当量	0.6g	カリウム	23mg	リン	8mg

フレンチドレッシング 大さじ1杯 15g

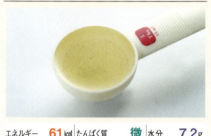

エネルギー	61 kcal	たんぱく質	微	水分	7.2g
食塩相当量	0.5g	カリウム	1mg	リン	微

サウザンアイランドドレッシング 大さじ1杯 15g

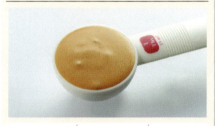

エネルギー	62 kcal	たんぱく質	0.2g	水分	6.6g
食塩相当量	0.5g	カリウム	11mg	リン	5mg

カレールウ 1かけ 20g

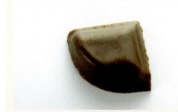

エネルギー	102 kcal	たんぱく質	1.3g	水分	0.6g
食塩相当量	2.1g	カリウム	64mg	リン	22mg

ホワイトシチュールウ 1かけ 18g

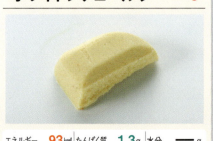

エネルギー	93 kcal	たんぱく質	1.3g	水分	― g
食塩相当量	1.7g	カリウム	― mg	リン	― mg

成分値は市販品

● 粉類（小麦粉、パン粉など）

小麦粉（薄力粉） 大さじ1杯 9g

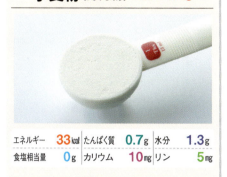

エネルギー	33 kcal	たんぱく質	0.7 g	水分	1.3 g
食塩相当量	0 g	カリウム	10 mg	リン	5 mg

小麦粉（強力粉） 大さじ1杯 9g

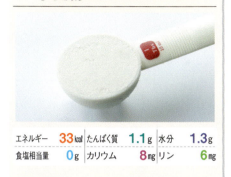

エネルギー	33 kcal	たんぱく質	1.1 g	水分	1.3 g
食塩相当量	0 g	カリウム	8 mg	リン	6 mg

天ぷら粉 大さじ1杯 9g

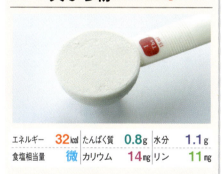

エネルギー	32 kcal	たんぱく質	0.8 g	水分	1.1 g
食塩相当量	微	カリウム	14 mg	リン	11 mg

パン粉（乾燥） 大さじ1杯 3g

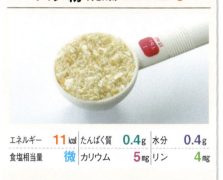

エネルギー	11 kcal	たんぱく質	0.4 g	水分	0.4 g
食塩相当量	微	カリウム	5 mg	リン	4 mg

コーンスターチ 大さじ1杯 6g

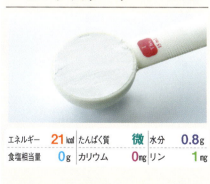

エネルギー	21 kcal	たんぱく質	微	水分	0.8 g
食塩相当量	0 g	カリウム	0 mg	リン	1 mg

ベーキングパウダー 大さじ1杯 12g

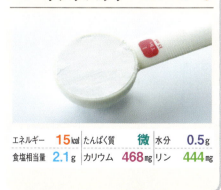

エネルギー	15 kcal	たんぱく質	微	水分	0.5 g
食塩相当量	2.1 g	カリウム	468 mg	リン	444 mg

調味料

● 砂糖・甘味料

黒砂糖 2cm角 20g
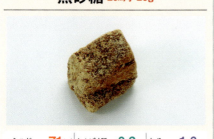
- エネルギー 71kcal
- たんぱく質 0.3g
- 水分 1.0g
- 食塩相当量 微
- カリウム 220mg
- リン 6mg

上白糖 大さじ1杯 9g
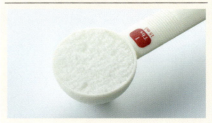
- エネルギー 35kcal
- たんぱく質 〔0〕
- 水分 0.1g
- 食塩相当量 0g
- カリウム 微
- リン 〔微〕

グラニュー糖 大さじ1杯 12g
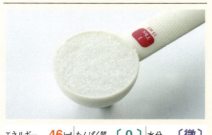
- エネルギー 46kcal
- たんぱく質 〔0〕
- 水分 〔微〕
- 食塩相当量 0g
- カリウム 〔微〕
- リン 〔0〕

角砂糖 1cm角 2g
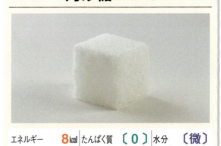
- エネルギー 8kcal
- たんぱく質 〔0〕
- 水分 〔微〕
- 食塩相当量 0g
- カリウム 〔微〕
- リン 〔0〕

はちみつ 大さじ1杯 21g
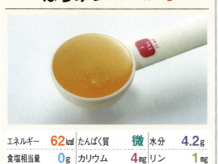
- エネルギー 62kcal
- たんぱく質 微
- 水分 4.2g
- 食塩相当量 0g
- カリウム 4mg
- リン 1mg

メープルシロップ 大さじ1杯 21g
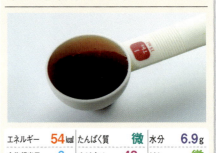
- エネルギー 54kcal
- たんぱく質 微
- 水分 6.9g
- 食塩相当量 0g
- カリウム 48mg
- リン 微

● 塩分・たんぱく質調整調味料

減塩しょうゆ 小さじ1杯 5g

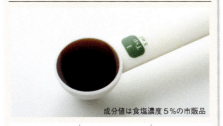

成分値は食塩濃度5％の市販品

エネルギー	4.8 kcal	たんぱく質	0.47 g	水分	4.13 g
食塩相当量	0.28 g	カリウム	3.4 mg	リン	9.4 mg

だし割りポン酢 小さじ1杯 5g

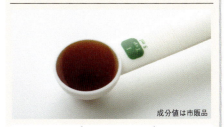

成分値は市販品

エネルギー	2.5 kcal	たんぱく質	1.0 g	水分	4.14 g
食塩相当量	0.22 g	カリウム	1.12 mg	リン	1.58 mg

たんぱく質調整 米麹みそ 小さじ1杯 6g

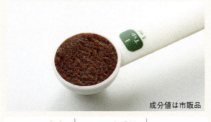

成分値は市販品

エネルギー	13.3 kcal	たんぱく質	0.37 g	水分	— g
食塩相当量	0.3 g	カリウム	19.2 mg	リン	7.2 mg

減塩みそ 小さじ1杯 6g

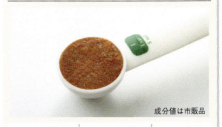

成分値は市販品

エネルギー	11.9 kcal	たんぱく質	0.67 g	水分	2.9 g
食塩相当量	0.32 g	カリウム	27 mg	リン	10.8 mg

低塩中濃ソース 小さじ1杯 6g

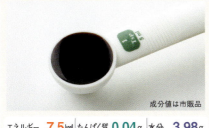

成分値は市販品

エネルギー	7.5 kcal	たんぱく質	0.04 g	水分	3.98 g
食塩相当量	0.14 g	カリウム	4.98 mg	リン	0.66 mg

食塩不使用 ケチャップ 小さじ1杯 5g

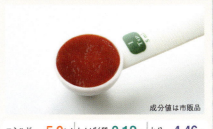

成分値は市販品

エネルギー	5.9 kcal	たんぱく質	0.12 g	水分	4.46 g
食塩相当量	0 g	カリウム	34.2 mg	リン	— mg

調味料

● 油脂

オリーブ油 大さじ1杯 12g

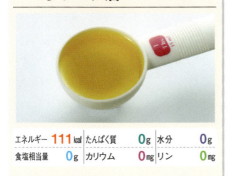

| エネルギー | 111 kcal | たんぱく質 | 0g | 水分 | 0g |
| 食塩相当量 | 0g | カリウム | 0mg | リン | 0mg |

ごま油 大さじ1杯 12g

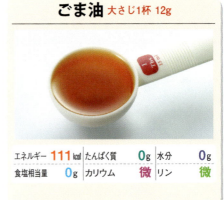

| エネルギー | 111 kcal | たんぱく質 | 0g | 水分 | 0g |
| 食塩相当量 | 0g | カリウム | 微 | リン | 微 |

サラダ油（調合油） 大さじ1杯 12g

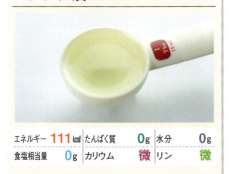

| エネルギー | 111 kcal | たんぱく質 | 0g | 水分 | 0g |
| 食塩相当量 | 0g | カリウム | 微 | リン | 微 |

有塩バター 大さじ1杯 12g

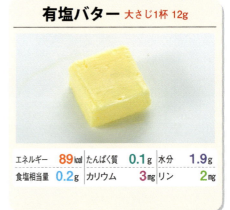

| エネルギー | 89 kcal | たんぱく質 | 0.1g | 水分 | 1.9g |
| 食塩相当量 | 0.2g | カリウム | 3mg | リン | 2mg |

食塩不使用バター 大さじ1杯 12g

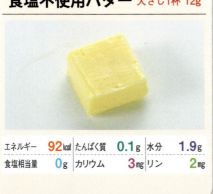

| エネルギー | 92 kcal | たんぱく質 | 0.1g | 水分 | 1.9g |
| 食塩相当量 | 0g | カリウム | 3mg | リン | 2mg |

マーガリン（ソフトタイプ） 大さじ1杯 12g

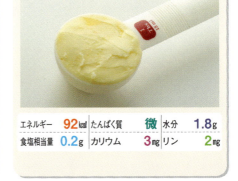

| エネルギー | 92 kcal | たんぱく質 | 微 | 水分 | 1.8g |
| 食塩相当量 | 0.2g | カリウム | 3mg | リン | 2mg |

腎臓病の人のためのコラム ⑤

減塩につながるだしのとり方

市販のスープの素は種類もいろいろで、塩分量の原材料もさまざまです。だしは手作りするのもおすすめ。だしをきかせると薄味でもおいしく仕上がります。減塩料理に活用できるだし4種をご紹介します。

こんぶと煮干しのだし（水だし）

煮干しとこんぶのうまみで濃厚なだしに。おすすめは水だし。煮出して作るだしより、すっきりとした味わいになります。

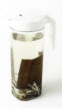

●材料と作り方（作りやすい分量）
煮干し4～5尾（10～15g）、こんぶ5cm角1枚、水2～3カップをポット（麦茶用など）に入れ、冷蔵庫で2～3時間おき、煮干しとこんぶはとり出す。

チキンスープ

鶏手羽先とささ身で作る、あっさりとした味わいのスープ。だしをとったあとの手羽先は照り焼きにしたり、ささ身はあえ物などに活用できます。

●材料と作り方（作りやすい分量）
1 鶏手羽先3～4本はさっとゆでて水にとり、洗う。なべに入れ、鶏ささ身3本、水5～6カップ、ねぎの青い部分1本分、しょうがの薄切り3枚を加えて火にかける。
2 煮立ったらアクをとり、火を弱めて10～15分煮る。火を止め、そのままおいてあら熱をとり、こす。

かつおだし（一番だし）

こんぶとかつお節でとった「一番だし」と呼ばれる、和食の基本だし。汁物や煮物のほか、刺し身用のしょうゆもだしで割れば減塩につながります。

●材料と作り方（作りやすい分量）
1 なべに水6カップとこんぶ10×5cm 1枚を入れて1時間以上おく。弱火にかけ、こまかい泡が出てきたらこんぶをとり出す。
2 水1カップと削りがつお20～30gを加えて中火にし、煮立ったら弱火で1分ほど煮て火を止め、5分ほどおき、こす。

しいたけだし（しいたけのもどし汁）

いわば、干ししいたけのもどし汁。かつおやこんぶでとっただしは、使用量が多いとたんぱく質量の制限に影響が出ることもあります。よりたんぱく質制限が厳しいときは、しいたけのもどし汁も上手に活用しましょう。

●材料と作り方（作りやすい分量）
干ししいたけ2個と水200～300mlをボトル（麦茶用など）に入れ、ふたをして冷蔵庫に一晩（10時間ほど）おく。

腎臓病の人のためのコラム❻

油と脂の違いは？ 油脂の賢いとり方

脂質は炭水化物と同様に体内でエネルギー源となる栄養素。食事では、たんぱく質を控えながらエネルギーが不足しないためにも、欠かせない栄養素です。とはいえ、過剰摂取は脂質異常症、肥満、動脈硬化などを引き起こす要因になります。「質」を考えてバランスよく摂取することが大切です。

油と脂の違いは？ 脂質は主成分である脂肪酸の種類によって、大きく二つのタイプに分けられます。

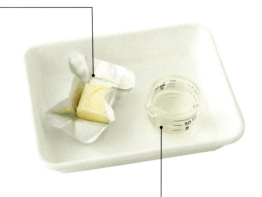

常温で固まる「脂」 ➡ 飽和脂肪酸

　肉の脂身やバター、鶏皮、生クリームなど動物性油脂に多く含まれています。いずれもたんぱく質量を抑えるためにはとり入れたい食品ですが、とりすぎは禁物です。血管から入って固まり、LDL（悪玉）コレステロールや中性脂肪をふやし、動脈硬化を引き起こす要因になります。適量を心がけましょう。

ココを☑

トランス脂肪酸に要注意！

トランス脂肪酸は、人工的に作られた油脂や、それらを使った食品に含まれる脂肪酸。LDL（悪玉）コレステロールを増やす作用があり、多量にとり続けると動脈硬化を引き起こす要因になるといわれています。多く含まれるのが、マーガリンやショートニング、市販の揚げ物、スナック、パンや菓子、インスタントめんなど多岐にわたります。いずれも、リンも多く含まれる食品が多いので、注意が必要です。

常温で固まらない「油」 ➡ 不飽和脂肪酸

　不飽和脂肪酸は一価不飽和脂肪酸と多価不飽和脂肪酸に分けられます。さらに、多価不飽和脂肪酸にはn-6系列、n-3系列の脂肪酸があり、LDL（悪玉）コレステロールを減らす働きがあります。えごま油、しそ油などの植物油に多く含まれるα-リノレン酸や、青背の魚に多く含まれているIPA（イコサペンタエン酸）とDHA（ドコサヘキサエン酸）などは、生活習慣病予防に効果があるとされ、意識してとりたい油です。

日常よく食べる料理の栄養がひと目でわかる！

栄養データ料理編

日常でよく食べる料理105品を選び、栄養データを掲載。
塩分やたんぱく質のほか、カリウム量も示していますので、家庭での食事作りはもちろん、外食のメニューを選ぶ際にも参考になります。

データの見方

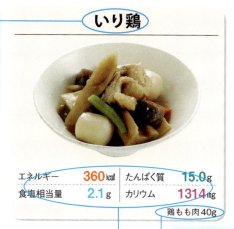

料理名
料理は日常的によく食べるメニューを、「主菜」「主食・軽食」に分類。使いやすいよう食材順に並べています。

主材料の重量
料理の主材料となる食材の重量を表示。廃棄分を除いた正味量です。

栄養価
エネルギー、たんぱく質、食塩相当量、カリウムを表示。いずれも成分値は1人分（1食分）のめやすです。また、それぞれの料理は材料や調理法などによって栄養価のデータに違いが生じます。あくまでもめやすとしてご利用ください。

＊栄養成分値は「日本食品標準成分表2015年版（七訂）」をもとに算出。成分値は品種や産地、季節などの条件によって違いが生じます。平均的な数字ですので、めやすとしてください。

主菜

● 肉類

いり鶏

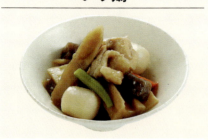

| エネルギー | 360 kcal | たんぱく質 | 15.0 g |
| 食塩相当量 | 2.1 g | カリウム | 1314 mg |

鶏もも肉60g

鶏の照り焼き

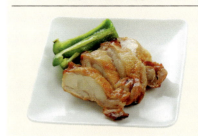

| エネルギー | 231 kcal | たんぱく質 | 21.9 g |
| 食塩相当量 | 1.4 g | カリウム | 408 mg |

鶏もも肉80g

鶏つくね

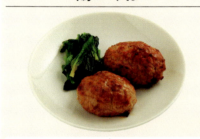

| エネルギー | 242 kcal | たんぱく質 | 15.6 g |
| 食塩相当量 | 2.5 g | カリウム | 279 mg |

鶏ひき肉80g。付け合わせは含まない

鶏肉のから揚げ

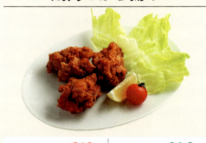

| エネルギー | 313 kcal | たんぱく質 | 24.2 g |
| 食塩相当量 | 2.5 g | カリウム | 430 mg |

鶏もも肉100g。付け合わせは含まない

蒸し鶏のごまだれ

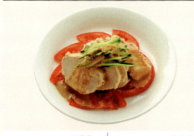

| エネルギー | 163 kcal | たんぱく質 | 24.1 g |
| 食塩相当量 | 0.5 g | カリウム | 349 mg |

鶏胸肉70g

鶏手羽と卵の煮物

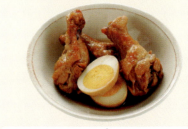

| エネルギー | 329 kcal | たんぱく質 | 25.9 g |
| 食塩相当量 | 2.3 g | カリウム | 379 mg |

鶏手羽元3本126g

● 肉類

とんカツ

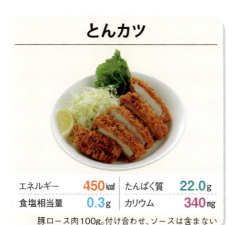

エネルギー	450 kcal	たんぱく質	22.0 g
食塩相当量	0.3 g	カリウム	340 mg

豚ロース肉100g。付け合わせ、ソースは含まない

豚肉のしょうが焼き

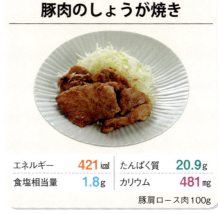

エネルギー	421 kcal	たんぱく質	20.9 g
食塩相当量	1.8 g	カリウム	481 mg

豚肩ロース肉100g

肉野菜炒め

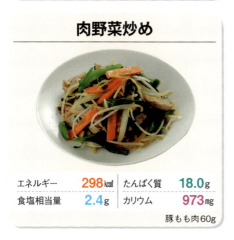

エネルギー	298 kcal	たんぱく質	18.0 g
食塩相当量	2.4 g	カリウム	973 mg

豚もも肉60g

ホイコーロー

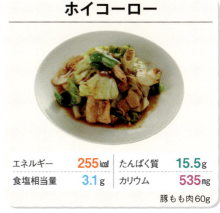

エネルギー	255 kcal	たんぱく質	15.5 g
食塩相当量	3.1 g	カリウム	535 mg

豚もも肉60g

酢豚

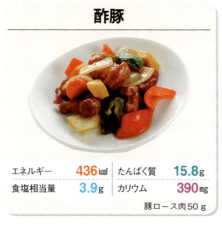

エネルギー	436 kcal	たんぱく質	15.8 g
食塩相当量	3.9 g	カリウム	390 mg

豚ロース肉50g

豚ヒレ肉のソテー

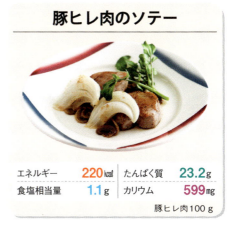

エネルギー	220 kcal	たんぱく質	23.2 g
食塩相当量	1.1 g	カリウム	599 mg

豚ヒレ肉100g

主菜

 肉類

肉じゃが

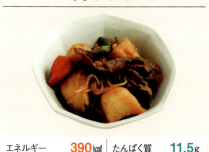

| エネルギー | 390 kcal | たんぱく質 | 11.5 g |
| 食塩相当量 | 1.3 g | カリウム | 1239 mg |

牛肩ロース肉 40g

チンジャオロースー

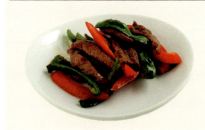

| エネルギー | 365 kcal | たんぱく質 | 10.7 g |
| 食塩相当量 | 2.2 g | カリウム | 301 mg |

牛肩ロース肉 60g

ビーフステーキ

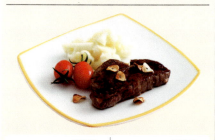

| エネルギー | 305 kcal | たんぱく質 | 20.1 g |
| 食塩相当量 | 1.3 g | カリウム | 468 mg |

牛ヒレ肉 100g

ビーフシチュー

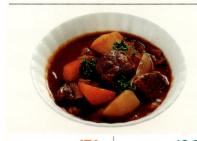

| エネルギー | 474 kcal | たんぱく質 | 12.0 g |
| 食塩相当量 | 3.0 g | カリウム | 450 mg |

牛バラ肉 80 g

ハンバーグ

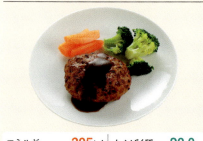

| エネルギー | 305 kcal | たんぱく質 | 20.0 g |
| 食塩相当量 | 1.4 g | カリウム | 420 mg |

合いびき肉 70g。付け合わせは含まない

焼き肉（牛肉・たれ）

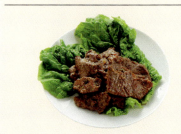

| エネルギー | 472 kcal | たんぱく質 | 11.5 g |
| 食塩相当量 | 1.6 g | カリウム | 122 mg |

牛リブロース肉 80g。付け合わせは含まない

● 肉類

ギョーザ

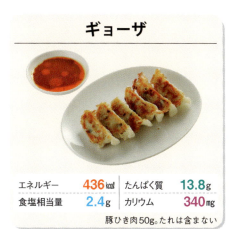

エネルギー	436 kcal	たんぱく質	13.8 g
食塩相当量	2.4 g	カリウム	340 mg

豚ひき肉50g。たれは含まない

シューマイ

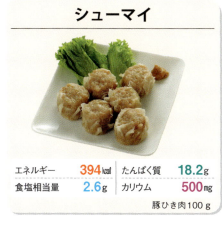

エネルギー	394 kcal	たんぱく質	18.2 g
食塩相当量	2.6 g	カリウム	500 mg

豚ひき肉100 g

麻婆なす

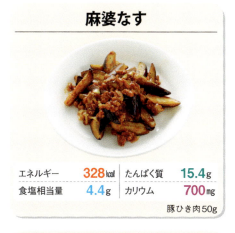

エネルギー	328 kcal	たんぱく質	15.4 g
食塩相当量	4.4 g	カリウム	700 mg

豚ひき肉50g

春巻き

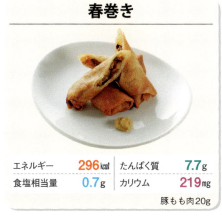

エネルギー	296 kcal	たんぱく質	7.7 g
食塩相当量	0.7 g	カリウム	219 mg

豚もも肉20g

砂肝とブロッコリーの炒め物

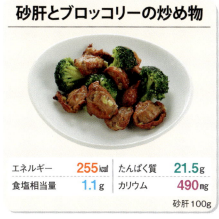

エネルギー	255 kcal	たんぱく質	21.5 g
食塩相当量	1.1 g	カリウム	490 mg

砂肝100g

焼き肉(豚レバー・たれ)

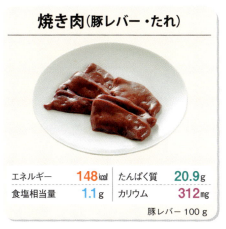

エネルギー	148 kcal	たんぱく質	20.9 g
食塩相当量	1.1 g	カリウム	312 mg

豚レバー 100 g

主菜

● 魚介

あじの塩焼き

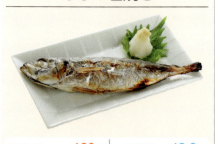

エネルギー	126 kcal	たんぱく質	18.3 g
食塩相当量	1.1 g	カリウム	427 mg

あじ70g。青じそは含まない

さんまの塩焼き

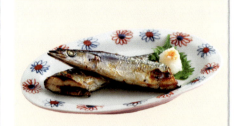

エネルギー	327 kcal	たんぱく質	28.7 g
食塩相当量	2.3 g	カリウム	401 mg

さんま117g。青じそは含まない

ぶりの照り焼き

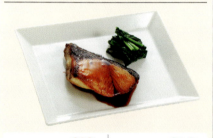

エネルギー	296 kcal	たんぱく質	21.9 g
食塩相当量	1.0 g	カリウム	385 mg

ぶり100g。付け合わせは含まない

さばのみそ煮

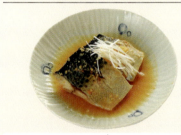

エネルギー	254 kcal	たんぱく質	18.5 g
食塩相当量	2.2 g	カリウム	398 mg

さば80g

ぶり大根

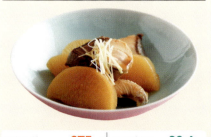

エネルギー	375 kcal	たんぱく質	23.4 g
食塩相当量	2.7 g	カリウム	707 mg

ぶり100g

かれいの煮物

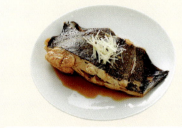

エネルギー	232 kcal	たんぱく質	26.2 g
食塩相当量	1.6 g	カリウム	678 mg

子持ちがれい128g

● 魚介

いわしのしょうが煮

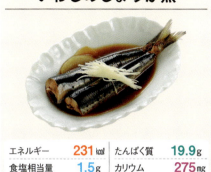

エネルギー	231 kcal	たんぱく質	19.9 g
食塩相当量	1.5 g	カリウム	275 mg

いわし100g

鮭の竜田揚げ

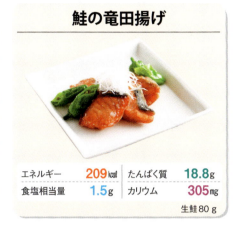

エネルギー	209 kcal	たんぱく質	18.8 g
食塩相当量	1.5 g	カリウム	305 mg

生鮭80g

さわらのムニエル

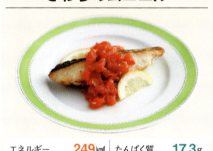

エネルギー	249 kcal	たんぱく質	17.3 g
食塩相当量	1.6 g	カリウム	594 mg

さわら80g

わかさぎの南蛮漬け

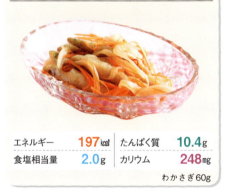

エネルギー	197 kcal	たんぱく質	10.4 g
食塩相当量	2.0 g	カリウム	248 mg

わかさぎ60g

刺し身盛り合わせ

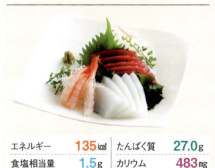

エネルギー	135 kcal	たんぱく質	27.0 g
食塩相当量	1.5 g	カリウム	483 mg

まぐろ、いか、甘えび。しょうゆを含む

たらのちり鍋

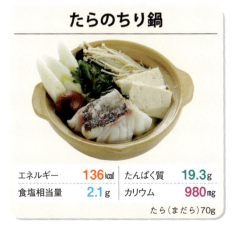

エネルギー	136 kcal	たんぱく質	19.3 g
食塩相当量	2.1 g	カリウム	980 mg

たら（まだら）70g

主菜

●魚介

天ぷら
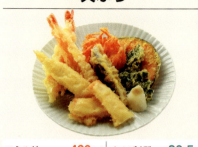
エネルギー	439 kcal	たんぱく質	20.5 g
食塩相当量	0.5 g	カリウム	621 mg

えび、いか、かぼちゃなど。天つゆは含まない

カキフライ
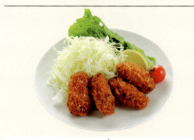
エネルギー	344 kcal	たんぱく質	9.6 g
食塩相当量	1.2 g	カリウム	198 mg

かき80g。付け合わせ、ソースは含まない

ミックスフライ
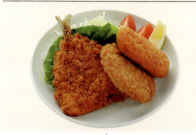
エネルギー	649 kcal	たんぱく質	23.8 g
食塩相当量	1.4 g	カリウム	471 mg

あじフライ、ポテトコロッケ、クリームコロッケ各1個。付け合わせ、ソースは含まない

アクアパッツァ
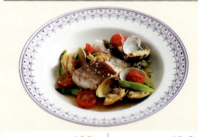
エネルギー	182 kcal	たんぱく質	19.6 g
食塩相当量	1.3 g	カリウム	600 mg

たい80g、あさり20g

えびのチリソース炒め
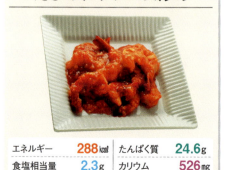
エネルギー	288 kcal	たんぱく質	24.6 g
食塩相当量	2.3 g	カリウム	526 mg

えび108g

ほたてとチンゲンサイのクリーム煮
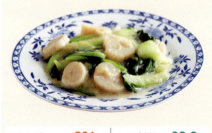
エネルギー	201 kcal	たんぱく質	22.6 g
食塩相当量	1.9 g	カリウム	704 mg

ほたて貝柱120g

● 魚介

カキのオイスターソース炒め

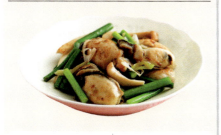

エネルギー	201 kcal	たんぱく質	10.0 g
食塩相当量	2.2 g	カリウム	416 mg

カキ120g

いかのわた炒め

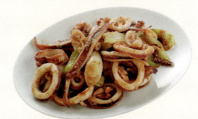

エネルギー	271 kcal	たんぱく質	45.8 g
食塩相当量	2.3 g	カリウム	802 mg

いか225g

たこときゅうりの酢の物

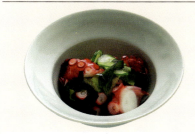

エネルギー	127 kcal	たんぱく質	22.5 g
食塩相当量	1.7 g	カリウム	347 mg

たこ(ゆで)100g

あさりの酒蒸し

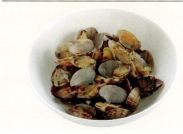

エネルギー	52 kcal	たんぱく質	7.3 g
食塩相当量	2.8 g	カリウム	169 mg

あさり120g

あじの干物焼き

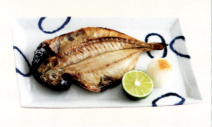

エネルギー	130 kcal	たんぱく質	14.0 g
食塩相当量	1.1 g	カリウム	286 mg

あじの干物56g

ほっけの開き干し焼き

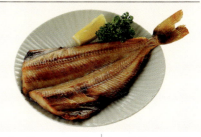

エネルギー	193 kcal	たんぱく質	22.2 g
食塩相当量	1.9 g	カリウム	403 mg

ほっけの干物96g

主菜

●大豆製品

麻婆豆腐

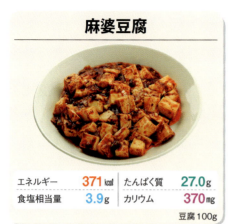

| エネルギー | 371 kcal | たんぱく質 | 27.0 g |
| 食塩相当量 | 3.9 g | カリウム | 370 mg |

豆腐100g

肉豆腐

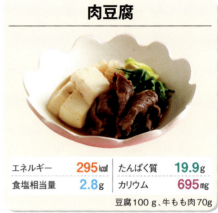

| エネルギー | 295 kcal | たんぱく質 | 19.9 g |
| 食塩相当量 | 2.8 g | カリウム | 695 mg |

豆腐100g、牛もも肉70g

揚げ出し豆腐

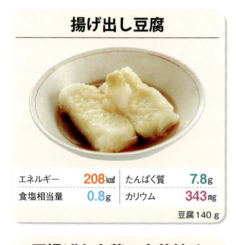

| エネルギー | 208 kcal | たんぱく質 | 7.8 g |
| 食塩相当量 | 0.8 g | カリウム | 343 mg |

豆腐140g

豆腐とにらの炒め物

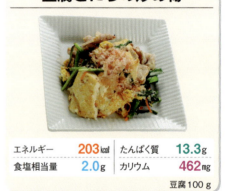

| エネルギー | 203 kcal | たんぱく質 | 13.3 g |
| 食塩相当量 | 2.0 g | カリウム | 462 mg |

豆腐100g

厚揚げと白菜の中華炒め

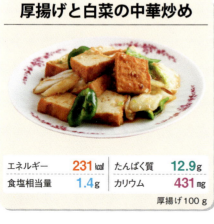

| エネルギー | 231 kcal | たんぱく質 | 12.9 g |
| 食塩相当量 | 1.4 g | カリウム | 431 mg |

厚揚げ100g

高野豆腐と野菜の炊き合わせ

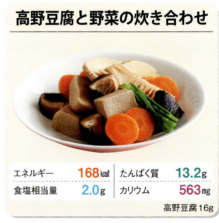

| エネルギー | 168 kcal | たんぱく質 | 13.2 g |
| 食塩相当量 | 2.0 g | カリウム | 563 mg |

高野豆腐16g

● 卵

ハムエッグ

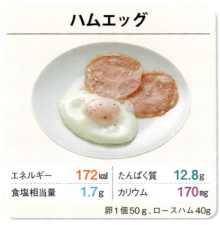

エネルギー	172 kcal	たんぱく質	12.8 g
食塩相当量	1.7 g	カリウム	170 mg

卵1個50g、ロースハム40g

オムレツ

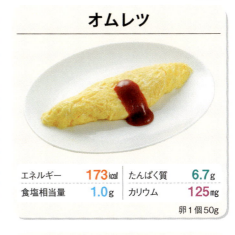

エネルギー	173 kcal	たんぱく質	6.7 g
食塩相当量	1.0 g	カリウム	125 mg

卵1個50g

厚焼き卵

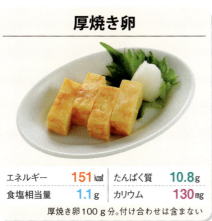

エネルギー	151 kcal	たんぱく質	10.8 g
食塩相当量	1.1 g	カリウム	130 mg

厚焼き卵100g分。付け合わせは含まない

スクランブルエッグ

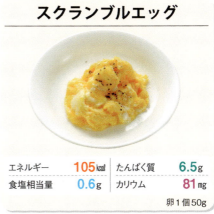

エネルギー	105 kcal	たんぱく質	6.5 g
食塩相当量	0.6 g	カリウム	81 mg

卵1個50g

茶碗蒸し

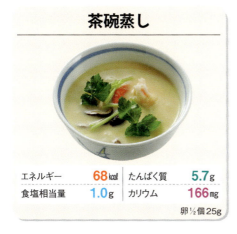

エネルギー	68 kcal	たんぱく質	5.7 g
食塩相当量	1.0 g	カリウム	166 mg

卵½個25g

温泉卵

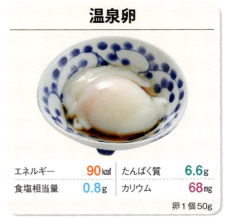

エネルギー	90 kcal	たんぱく質	6.6 g
食塩相当量	0.8 g	カリウム	68 mg

卵1個50g

主食

● めん

きつねうどん

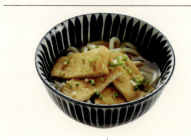

エネルギー	421 kcal	たんぱく質	14.0 g
食塩相当量	4.7 g	カリウム	477 mg

うどん（ゆで）1玉240g

鴨南蛮そば

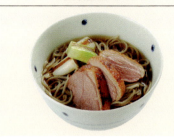

エネルギー	430 kcal	たんぱく質	17.3 g
食塩相当量	3.3 g	カリウム	296 mg

そば（ゆで）1玉170g

たぬきそば

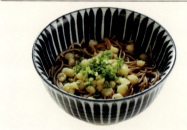

エネルギー	364 kcal	たんぱく質	12.1 g
食塩相当量	3.9 g	カリウム	213 mg

そば（ゆで）1玉170g

ラーメン

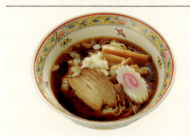

エネルギー	438 kcal	たんぱく質	17.9 g
食塩相当量	5.9 g	カリウム	623 mg

中華めん（生）120g

タンメン

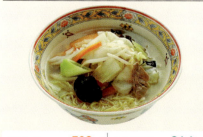

エネルギー	502 kcal	たんぱく質	21.1 g
食塩相当量	6.1 g	カリウム	741 mg

中華めん（生）120g

担担めん

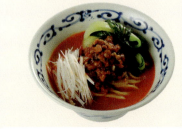

エネルギー	682 kcal	たんぱく質	26.1 g
食塩相当量	6.9 g	カリウム	1281 mg

中華めん（生）120g

● めん

冷やし中華

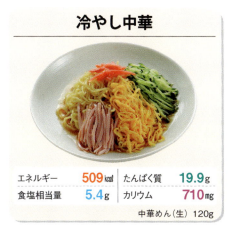

エネルギー	509 kcal	たんぱく質	19.9 g
食塩相当量	5.4 g	カリウム	710 mg

中華めん(生) 120g

ソース焼きそば

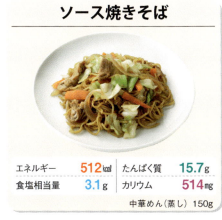

エネルギー	512 kcal	たんぱく質	15.7 g
食塩相当量	3.1 g	カリウム	514 mg

中華めん(蒸し) 150g

塩焼きそば

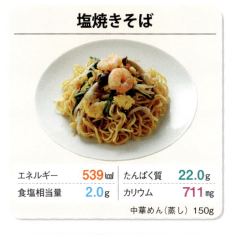

エネルギー	539 kcal	たんぱく質	22.0 g
食塩相当量	2.0 g	カリウム	711 mg

中華めん(蒸し) 150g

ナポリタン

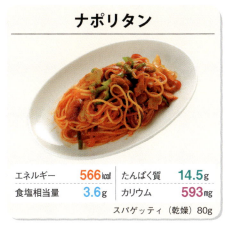

エネルギー	566 kcal	たんぱく質	14.5 g
食塩相当量	3.6 g	カリウム	593 mg

スパゲッティ(乾燥) 80g

スパゲッティミートソース

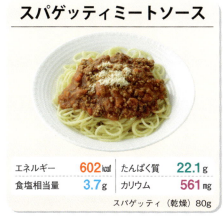

エネルギー	602 kcal	たんぱく質	22.1 g
食塩相当量	3.7 g	カリウム	561 mg

スパゲッティ(乾燥) 80g

ペペロンチーノ

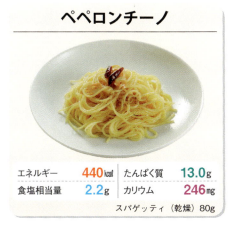

エネルギー	440 kcal	たんぱく質	13.0 g
食塩相当量	2.2 g	カリウム	246 mg

スパゲッティ(乾燥) 80g

主食

● ご飯

親子丼

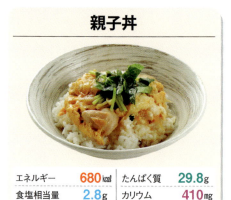

エネルギー	680 kcal	たんぱく質	29.8 g
食塩相当量	2.8 g	カリウム	410 mg

ご飯250g

牛丼

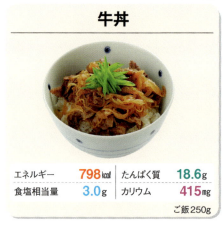

エネルギー	798 kcal	たんぱく質	18.6 g
食塩相当量	3.0 g	カリウム	415 mg

ご飯250g

天丼

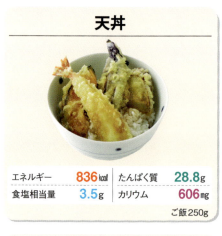

エネルギー	836 kcal	たんぱく質	28.8 g
食塩相当量	3.5 g	カリウム	606 mg

ご飯250g

うな丼

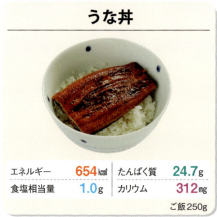

エネルギー	654 kcal	たんぱく質	24.7 g
食塩相当量	1.0 g	カリウム	312 mg

ご飯250g

ポークカレー

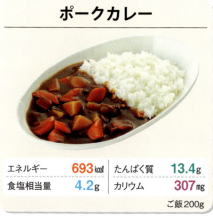

エネルギー	693 kcal	たんぱく質	13.4 g
食塩相当量	4.2 g	カリウム	307 mg

ご飯200g

シーフードドリア

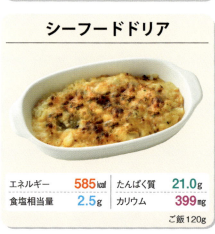

エネルギー	585 kcal	たんぱく質	21.0 g
食塩相当量	2.5 g	カリウム	399 mg

ご飯120g

● ご飯

ハヤシライス

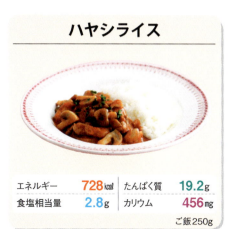

| エネルギー | 728 kcal | たんぱく質 | 19.2 g |
| 食塩相当量 | 2.8 g | カリウム | 456 mg |

ご飯250g

えびピラフ

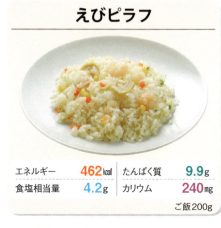

| エネルギー | 462 kcal | たんぱく質 | 9.9 g |
| 食塩相当量 | 4.2 g | カリウム | 240 mg |

ご飯200g

高菜チャーハン

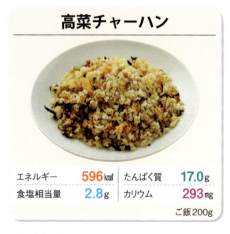

| エネルギー | 596 kcal | たんぱく質 | 17.0 g |
| 食塩相当量 | 2.8 g | カリウム | 293 mg |

ご飯200g

中華丼

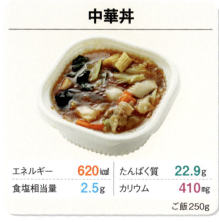

| エネルギー | 620 kcal | たんぱく質 | 22.9 g |
| 食塩相当量 | 2.5 g | カリウム | 410 mg |

ご飯250g

ビビンバ

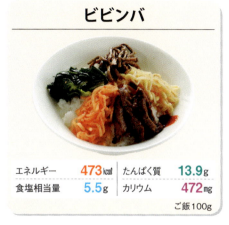

| エネルギー | 473 kcal | たんぱく質 | 13.9 g |
| 食塩相当量 | 5.5 g | カリウム | 472 mg |

ご飯100g

いなりずし

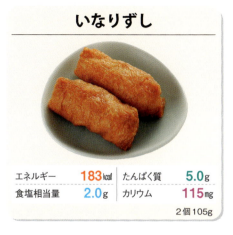

| エネルギー | 183 kcal | たんぱく質 | 5.0 g |
| 食塩相当量 | 2.0 g | カリウム | 115 mg |

2個105g

主食・軽食

● パン

チーズトースト

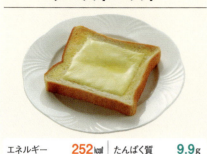

エネルギー	252 kcal	たんぱく質	9.9 g
食塩相当量	1.4 g	カリウム	69 mg

食パン6枚切り1枚60g（＊バターなし）

サンドイッチ（卵）

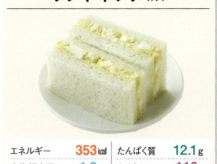

エネルギー	353 kcal	たんぱく質	12.1 g
食塩相当量	1.8 g	カリウム	116 mg

食パン12枚切り2枚60g

サンドイッチ（野菜、ハム）

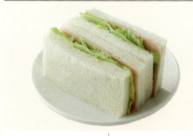

エネルギー	239 kcal	たんぱく質	9.1 g
食塩相当量	2.2 g	カリウム	118 mg

食パン12枚切り2枚60g

サンドイッチ（ツナ）

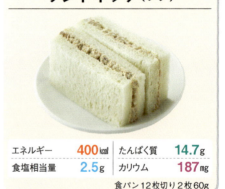

エネルギー	400 kcal	たんぱく質	14.7 g
食塩相当量	2.5 g	カリウム	187 mg

食パン12枚切り2枚60g

ハンバーガー

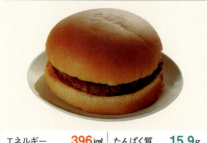

エネルギー	396 kcal	たんぱく質	15.9 g
食塩相当量	1.8 g	カリウム	394 mg

バンズ用パン60g

ホットドッグ

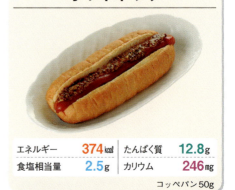

エネルギー	374 kcal	たんぱく質	12.8 g
食塩相当量	2.5 g	カリウム	246 mg

コッペパン50g

● パン・ピザ、あんまんなど

フレンチトースト

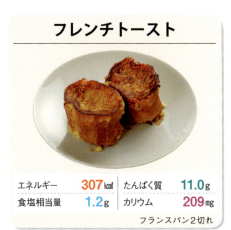

エネルギー	307 kcal	たんぱく質	11.0 g
食塩相当量	1.2 g	カリウム	209 mg

フランスパン2切れ

カレーパン

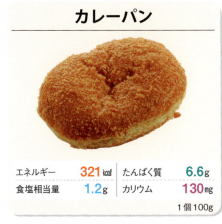

エネルギー	321 kcal	たんぱく質	6.6 g
食塩相当量	1.2 g	カリウム	130 mg

1個 100g

ホットケーキ

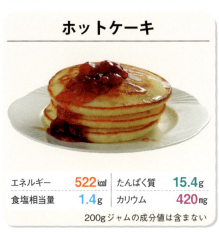

エネルギー	522 kcal	たんぱく質	15.4 g
食塩相当量	1.4 g	カリウム	420 mg

200g ジャムの成分値は含まない

ピザ

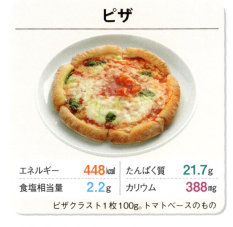

エネルギー	448 kcal	たんぱく質	21.7 g
食塩相当量	2.2 g	カリウム	388 mg

ピザクラスト1枚100g。トマトベースのもの

あんまん

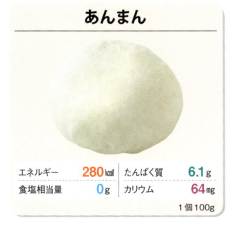

エネルギー	280 kcal	たんぱく質	6.1 g
食塩相当量	0 g	カリウム	64 mg

1個 100g

肉まん

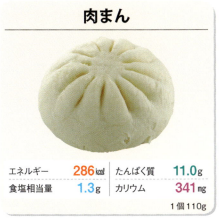

エネルギー	286 kcal	たんぱく質	11.0 g
食塩相当量	1.3 g	カリウム	341 mg

1個 110g

軽食

●お好み焼き、おでんなど

お好み焼き

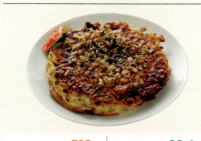

エネルギー	502 kcal	たんぱく質	28.4 g
食塩相当量	2.4 g	カリウム	612 mg

中1枚約330g

たこ焼き

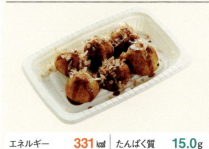

エネルギー	331 kcal	たんぱく質	15.0 g
食塩相当量	1.9 g	カリウム	295 mg

6個

おでん

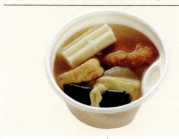

エネルギー	430 kcal	たんぱく質	18.8 g
食塩相当量	2.9 g	カリウム	503 mg

大根、ちくわぶなど6種（＊市販品で計測。汁は含まない）

アメリカンドッグ

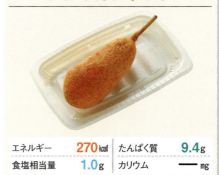

エネルギー	270 kcal	たんぱく質	9.4 g
食塩相当量	1.0 g	カリウム	— mg

1個約96g（＊市販品で計測）

フライドチキン

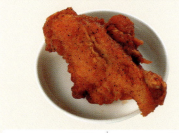

エネルギー	336 kcal	たんぱく質	24.2 g
食塩相当量	1.9 g	カリウム	443 mg

鶏もも肉（骨つき）200g

フライドポテト

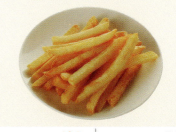

エネルギー	424 kcal	たんぱく質	5.3 g
食塩相当量	1.1 g	カリウム	891 mg

約135g（＊市販品で計測・カリウムは参考値）

毎日の食事作りに役立つデータを収載！

栄養データ資料編

食事療法を続けていくためには必要な知識を身につけ、病気を理解することが大切です。ここでは腎臓病の基礎知識、たんぱく質やカリウム量の低い食品順などを掲載。
食事療法にお役立てください。

データの見方

データ①（130〜139ページ）
腎臓病の基礎知識

腎臓はどのような働きをしており、腎臓の機能が低下することで、体の中になにが起こるのでしょうか。腎臓を守るには、まずはその機能についてしっかりと知ることが肝心です。このパートでは腎臓病のしくみや働き、腎臓病についてわかりやすく解説しています。

データ②（140〜145ページ）
たんぱく質の少ない順

穀類は主食となる食品を100gあたりのたんぱく質量が少ない順に掲載。肉や魚介、豆製品、卵、乳製品は1食分のめやすとなる30gあたりのたんぱく質量が少ない順に掲載しています。同じ量の食品をとるときに、たんぱく質の低い順がひと目でわかります。

データ③（146〜149ページ）
カリウムの少ない順

カリウムの量が比較的多いとされる、野菜・野菜加工品、きのこ・海藻、果物、種実など。100gあたりでのカリウムの成分値を掲載し、その量が少ない順に示しています。同じ重量（100g）をとるときに、カリウムの少ない食品がわかります。

データ④（150〜153ページ）
食品（100gあたり）の加熱後の栄養成分値

食品は加熱すると、栄養成分がどのぐらい違うのでしょうか？ここでは、食品100gの生の状態と、100gを加熱調理したあとの栄養成分を掲載。重量変化率も考慮して示していますので、栄養成分の変化が比較できます

＊重量変化率はすべての食品に示されていないので、ここでは一部のみです。

腎臓病の基礎知識—❶

腎臓病のしくみと働き

全身の老廃物を取り除き尿として排出

　腎臓は体を構成する水分（体液）の状態（さまざまな成分のバランス）を維持するために働いています。そのひとつが血液中の老廃物、有害物質の除去です。尿を排泄することにより、体内の水分量も一定に保たれています。

　そのしくみについて説明します。腎臓は、背中側の肋骨と腰骨の間に、左右ひとつずつある臓器です。大きさは直径約12㎝、短径約6㎝、厚さ約3㎝、重さは約150gで、形はそら豆に似ています。構造も、ちょうどそら豆の皮のように、外側を皮質がおおい、内側に髄質（腎錐体）、中心には腎盂があります。

　尿をつくっているのは皮質にある糸球体と皮質と髄質にまたがる尿細管です。糸球体は毛細血管のかたまりで、ボーマン嚢という袋でおおわれています。糸球体とボーマン嚢をまとめて腎小体といいます。さらに腎小体と尿細管をまとめてネフロンといいます。

　ひとつの腎臓にネフロンは約100万個、左右合わせて約200万個あります。それらひとつひとつで尿がつくられています。つくられた尿は尿管を通って膀胱へと運ばれます。

　心臓から送り出された血液は、大動脈から腎動脈を通って左右の腎臓に流れ込み、糸球体に入っていきます。血液は糸球体の毛細血管を通過する間に濾過されます。

　赤血球や白血球などの大きな細胞成分や分子量の大きいたんぱく質は血液中に残り、小さな分子の成分と水分は、ボーマン嚢にしみ出します。その量は1日約150ℓで、これが尿の原料となる原尿（濾液）です。

　原尿は近位尿細管で電解質、アミノ酸、ブドウ糖など、体に必要な成分が一緒に再吸収され、さらに遠位尿細管でカルシウム、ナトリウムと水分が吸収されます。その結果、実際に尿として排泄されるのは原尿のわずか1％の約1.5ℓで、腎盂から尿管を通って膀胱へ送り出され、尿として排出されます。

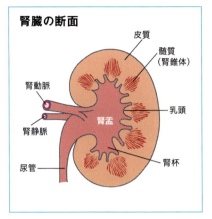
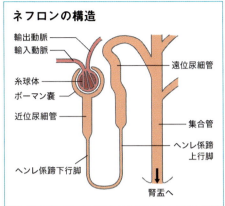

腎臓のそのほかの働き

腎臓は体を構成する水分（体液）を一定に維持するために働いていますが、同時に筋肉の収縮・弛緩、さまざまな組織の複雑な作用が順調に行われるために大切な電解質の調節もしています。

ほかにも、腎臓には血液中のpHを弱アルカリ性に保つ働きがあります。食べ物を代謝する過程で、酸性の物質ができますが、尿がつくられる過程で血液中のpHが調整されるため、人の体の血液中のpHは常に7.40±0.05に保たれています。

また、腎臓では赤血球をつくるために必要なエリスロポエチンをはじめ、血圧上昇作用をもつレニン、血圧低下作用をもつキニンなど、さまざまなホルモンがつくられています。

骨の強化に必要なビタミンDの活性化も腎臓の働きです。

腎臓の働き

1 老廃物を尿として排出
2 体内の水分量を調節
3 電解質のバランスを調整
4 血圧を調整し血液を産生
5 骨を強化する

腎臓病の基礎知識—❷

慢性腎臓病とはどんな病気？

腎臓病とはどんな病気？

　腎臓病とは、腎臓の糸球体や尿細管が破損することで、腎臓の働きが悪くなる病気です。原因となる病気の種類によって腎臓自体に病気を生じる原発性（一次性）と腎臓以外に原因がありその結果としての続発性（二次性）、さらに病期の発生と進展の違いにより急性と慢性に分けられます。

　原発性の腎臓病は、腎臓自体になんらかの障害が起こり、腎機能が低下する腎臓病をさします。糸球体腎炎や間質性腎炎などが原発性の腎臓病です。続発性の腎臓病は腎臓以外の病気が原因になっているものをさし、糖尿病腎症、腎硬化症などがあります。

急性の腎臓病と慢性の腎臓病

　急性と慢性の違いについて説明します。急性の腎臓病は、症状が出てから短い期間で腎臓の機能が低下し、尿が出なくなるほど悪化するものの、適切な治療によって改善し、回復することも可能な腎臓病です。総称として急性腎障害（AKI）といいます。急性糸球体腎炎が代表的ですが、けがや手術で一時的に腎機能が低下して起こることもあります。

　慢性の腎臓病は病状が徐々に進行するもので、慢性腎臓病（CKD）と総称します。かなり進行するまで自覚症状が出ません。原因となる病気には、慢性糸球体腎炎、糖尿病腎症、腎硬化症、多発性囊胞腎などがあります。また、急性糸球体腎炎など、最初は急性だったものの回復することができず、慢性へと移行する場合もあります。

慢性腎臓病は新しい国民病

　慢性腎臓病（CKD）は、尿検査でたんぱく尿など腎臓病の異常が

3カ月以上続く場合、腎臓の機能が60％以下（もしくはGFR値が60㎖／分／1.73㎡未満）の状態が3カ月以上続く場合、このいずれかあるいは両方を満たす場合に診断されます。糸球体濾過値とは、1分間に血液が糸球体を通過する量のことで、数値が小さくなるほど、腎臓の機能が低下していることを示します。

慢性腎臓病の患者数は、日本国内で約183万人（推測）。成人の8人に1人は慢性腎臓病の疑いがあるといわれ、新しい国民病として予防の重要性が求められています。慢性腎臓病は急性腎障害と違い、ある程度進行すると、治療しても完治することはありません。治療せず放置すると、進行して腎不全となり透析療法が必要な状態になります。

人工透析に至らなくても、心筋梗塞、心不全、脳卒中など他の血管疾患の発症率が格段に高くなることがわかっています。なぜなら、慢性腎臓病と心血管疾患は、病気の原因につながる危険因子に、共通するものが多いためです。

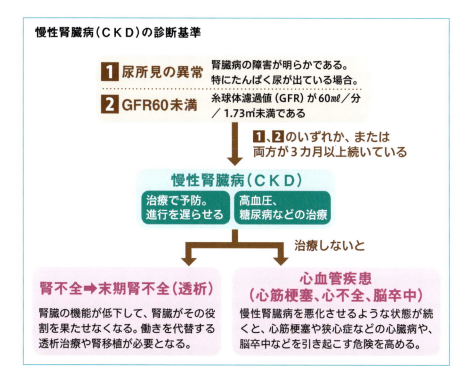

慢性腎臓病（CKD）の診断基準

腎臓病の基礎知識―❸

慢性腎臓病はどんな症状が出るのか？

腎機能の状態で6つのステージに分類される

　慢性腎臓病は腎機能の状態によりG1からG5まで6つのステージに分類されます。分類は右のページの表のとおり、糸球体濾過値が基準になります。G2までであれば、適切な治療と生活改善により、腎機能が正常な状態に戻る可能性もあります。G3以上に進行しても、血圧とたんぱく尿のコントロールをすれば、さらなる悪化を防ぐことができます。慢性腎臓病は早期発見、早期治療が重要な病気です。

症状と経過

　慢性腎臓病は、初期はほとんど自覚症状がありません。ステージG1では少量のたんぱく尿（排出されるたんぱく尿が1日0.2g以上）が認められるものの腎機能は正常に働きます。ステージG2になると軽度の腎機能低下が認められますが、腎臓病とわかる自覚症状はほとんどありません。発見は風邪症状の受診、健康診断等で検査をし、たんぱく尿、血尿が指摘され発見されることがほとんどです。
　ステージG3以降になると、慢性腎不全への進行が早くなり、治療しても失われた機能が戻ることはありません。腎臓が低下してくると、たんぱく尿、血尿、むくみ、高血圧、尿量の増加などの症状が出て、さらにG4以降の腎不全期になると、体内の老廃物が尿中にきちんと排泄できなくなることで、だるさ、吐きけ、食欲不振、頭痛、呼吸困難、貧血などの尿毒症の症状が出てきます。高血圧や、尿量がふえることによる脱水は、腎機能を低下させます。また血液中に老廃物がたまることで起こる高窒素血症も糸球体に負担をかけるため危険です。腎機能低下を抑える治療とともに、これらの症状に対する治療を行うことが必要です。
　慢性腎臓病の原因疾患には、糖

尿病腎症、腎硬化症、多発性囊胞腎などがあります。また、IgA腎症、ループス腎炎、膜性増殖性糸球体腎炎などは、急性腎障害として発症することもありますが、早急に適切な治療をしない場合には腎機能が回復せず、慢性腎臓病へと移行することもあります。

慢性腎臓病（CKD）の重症度分類（ステージ表）

重症度は原疾患・GFR区分・蛋白尿区分を合わせたステージにより評価する。CKDの重症度は死亡、末期腎不全、心血管死亡発症のリスクを緑 ■ のステージを基準に、黄 ■、オレンジ ■、赤 ■ の順にステージが上昇するほどリスクは上昇する。

原疾患	蛋白尿区分		A1	A2	A3
糖尿病	尿アルブミン定量 (mg/日) 尿アルブミン/Cr比 (mg/gCr)		正常 30未満	微量 アルブミン尿 30〜299	顕性 アルブミン尿 300以上
高血圧　腎炎 多発性囊胞腎 移植腎 不明　その他	尿蛋白定量 (g/日) 尿蛋白/Cr比 (g/gCr)		正常 0.15未満	軽度 蛋白尿 0.15〜 0.49	高度 蛋白尿 0.50以上
GFR区分 (mL/分/ 1.73m²)	G1	正常または 高値	≧90		
	G2	正常または 軽度低下	60〜89		
	G3a	軽度〜 中等度低下	45〜59		
	G3b	中等度〜 高度低下	30〜44		
	G4	高度低下	15〜29		
	G5	末期腎不全 (ESKD)	<15		

日本腎臓学会編「CKD診療ガイド2012」（KDIGO CKD guideline 2012を日本人用に改変）

慢性腎臓病はどんな治療をするのか？

CKDの進行に応じた治療と原因疾患の治療を並行して行う

慢性腎臓病は、自然によくなることはありません。自覚症状がないからといって治療を放置すると、腎機能が低下し、自覚症状が出たときには、かなり腎機能障害が進行した状態になってしまいます。慢性腎臓病と診断されたら、まず、原因は何か、腎障害や腎機能の程度はどのぐらいかを把握する必要があります。そのうえで、悪化につながる要因のうち治療できるものは治療します。

治療としては、原因となっている病気の治療と並行して、慢性腎臓病の重症度に応じた治療が行われます。

治療の基本は「食事療法＋生活改善＋必要に応じた薬」

慢性腎臓病は、重症度によって治療の方針が異なります（重症度分類はP135）。ステージG2以上では、原疾患の治療のための薬物療法と生活習慣の改善による予防のための治療を行います。G3a以上に腎機能が低下した場合は食塩制限や肥満の改善などの食事療法を中心に行います。

食事療法では、十分なカロリーと水分の摂取をしながら、食塩制限、たんぱく制限、リン・カリウムの制限を行うことが基本です。

薬物療法では、腎不全を治す薬はありませんが、腎機能の低下を防ぐため、高血圧の場合は降圧薬や利尿剤など血圧をコントロールする治療を行い、体内にたまるリン、カリウムを吸着する薬、進行を遅らせるためにステロイド、免疫抑制剤などを使います。日常生活では過度な運動、長時間労働などは避け、ストレス、疲れをためないように心がけます。

腎臓病を薬で治す手段はないため、G5の末期腎不全期に入り、尿毒症の症状が顕著になってきたら、腎臓の働きを補う透析療法（血液透析、腹膜透析）、腎移植を検討します。

腎臓の働きの程度と治療の目安

	G1	G2	G3a	G3b	G4	G5
eGFR値※	90以上	89〜60	59〜45	44〜30	29〜15	15未満
腎臓の働きの程度	正常	軽度低下	軽度〜中等度低下	中等度〜高度低下	高度低下	末期腎不全
治療の目安		原疾患の治療と生活習慣の改善 →				
			食塩制限や肥満の改善など食事療法 →			
					透析・移植について考える	透析・移植の準備

腎臓病の重症度は、腎臓の働きの程度と、糖尿病や高血圧などの腎臓病のもとになっている病気、尿たんぱくの状態を合わせて評価します。

※ eGFR…血清クレアチニン値、年齢、性別を用いてeGFR（推算糸球体濾過量）を算出し、腎臓病の指標として使用します。

参考：日本腎臓学会編「CKD診療ガイド2012」

慢性腎臓病の危険因子

慢性腎臓病の危険因子としては年齢（加齢）、家族歴、過去の健診で尿異常や腎機能異常を指摘された人、肥満をはじめ、脂質異常症、高血圧、耐糖能以上（糖尿病予備群）、糖尿病などメタボリックシンドロームの人、非ステロイド性消炎鎮痛剤などの薬を常用している人、急性腎不全の既往歴のある人、膠原病、感染症、尿路結石がある人、喫煙者などがあげられます。特に高血圧は腎臓の血管に負担をかけ、腎硬化症をはじめ、さまざまな腎臓病を進行させる原因になります。血管障害である糖尿病も腎臓の血管に負担をかけて糖尿病腎症を進行させるので、糖尿病予備群の人は生活改善を心がけ、糖尿病にならないように予防し、糖尿病の人は血糖と血圧のコントロールをして腎臓に負担をかけないようにすることが大切です。

慢性腎臓病（CKD）の主な治療

生活習慣
疲れをためず、安静にしすぎず、規則正しい生活をするなど

食事療法
腎機能の低下を抑えるための食事療法。基本は減塩、たんぱく質制限、適正エネルギーの確保など

薬物療法
・腎機能の低下を遅らせ、改善させるための治療
・慢性腎臓病の原因となる病気の治療

腎臓病の基礎知識―❺

慢性腎臓病の原因疾患

原因疾患の治療もあわせて行う

　慢性腎臓病の原因疾患には、糸球体腎炎、糖尿病腎症、腎硬化症、多発性囊胞腎、ループス腎炎などがあります。腎臓病の治療は、重症度に応じた治療と並行して、原因となっている疾患の治療を行います。ここでは、糸球体腎炎、糖尿病腎症、腎硬化症とはどのような病気かを説明します。

糸球体腎炎

　糸球体腎炎は、糸球体の炎症によってたんぱく尿や血尿が出て腎機能低下をきたしていく病気です。免疫の異常が原因とされていますが、詳しいことはわかっていません。

　たんぱく尿や血尿が長期にわたって続くようであれば、慢性糸球体腎炎と診断されます。

　慢性糸球体腎炎になる病気には、IgA腎症を代表として多くのものがあります。腎臓に炎症を起こすことで尿中にたんぱく質が大量にもれ出てしまう場合は、ネフローゼ症候群といわれる病態となります。この場合、血液中のたんぱく質が少なくなり、その結果として全身のむくみや脂質異常症、血液凝固異常などの症状があらわれます。慢性糸球体腎炎のなかでは、症状が進行しやすいものと、しにくいものがあります。

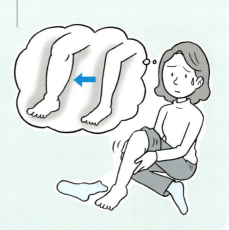

糖尿病腎症

　糖尿病で血糖値が高い状態が続くと、全身の血管で動脈硬化が進行し、毛細血管からなる腎臓の糸球体も障害を受け、糸球体の働きである老廃物濾過（ろか）機能などが低下します。このようにして起こる慢性腎臓病のひとつが糖尿病腎症です。第1期から第5期までの段階を数年から10年以上かけて徐々に進行します。適切な治療により、腎臓の機能を改善することも可能ですが、第3期以降になると、改善はむずかしいため、進行を遅らせる治療を行います。

　初期の段階では自覚症状はほとんどありませんが、糖尿病の合併症の中でも多発する病気なので、予防はもちろん、定期的な検査によって、できるだけ早期に発見し、適切な治療をすることが大切です。

　糖尿病腎症は長期にわたり高血糖の状態が続くことや、高血糖の合併症として起こる高血圧が原因となります。よって治療の基本は、血糖管理と血圧管理です。合併症予防のための血糖管理の目標値は、65才未満でヘモグロビンA1c値7.0％未満、65才以上は年齢、病気になってからの期間、低血糖の危険性、サポート体制、認知症などにより異なり、ヘモグロビンA1c値7.0％台を許容します。血圧は130／80mmHg未満を目標にします。

腎硬化症

　高血圧が長く続くと、腎臓の血管が動脈硬化を起こして血管の内腔が狭くなり、腎臓への血流量が減って腎臓が萎縮します。そのため腎臓の機能が低下してしまいます。これが腎硬化症です。病気の進行が遅い良性腎硬化症と、拡張期血圧130mmHg以上の高血圧を合併し、病気が急速に進行する悪性腎硬化症があります。

　腎硬化症の治療は、第一に高血圧の管理を行います。ただし、血圧を下げすぎると腎臓の機能がさらに悪くなる場合があるため、専門の医師の指導による適切な血圧コントロールが必要です。腎臓病と高血圧は互いに悪影響を及ぼし、悪循環に至る関係にあるため、高血圧を改善することで悪循環の連鎖を断ち切る必要があります。血圧の管理に加えて腎臓病の進行を抑制する薬物治療を行います。

●資料編●

穀類 100gあたりの成分値
たんぱく質の少ない順

主食を同じ重量(100g)とるときに、たんぱく質の少ない食品がわかる!

＊くずきり、はるさめはでんぷん製品ですが、主食として使うこともあるので「穀類」に入れています。

食品名	エネルギー(kcal)	たんぱく質(g)	食塩相当量(g)	カリウム(mg)	リン(mg)	水分(g)
全がゆ	71	1.1	0	12	14	83.0
ご飯(精白米)	168	2.5	0	29	34	60.0
うどん(ゆで)	105	2.6	0.3	9	18	75.0
おにぎり	179	2.7	0.5	31	37	57.0
おにぎり(塩むすび)	179	2.7	0.5	31	37	57.0
ご飯(胚芽精米)	167	2.7	0	51	68	60.0
ご飯(押し麦入り)	153	2.7	0	53	44	58.9
ご飯(玄米)	165	2.8	0	95	130	60.0
おにぎり(のりで巻いた塩むすび)	170	2.9	0.5	51	40	60.0
ご飯(雑穀入り)	155	2.9	0	50	47	55.7
干しうどん(ゆで)	126	3.1	0.5	14	24	70.0
焼きおにぎり	181	3.1	1.0	56	46	56.0
そうめん(ゆで)	127	3.5	0.2	5	24	70.0
ひやむぎ(ゆで)	127	3.5	0.2	5	24	70.0
フォー	265	3.6	0.1	43	56	37.0
切りもち	234	4.0	0	32	22	44.5
赤飯	190	4.3	0	71	34	53.0
そば(ゆで・生そばをゆでたもの)	132	4.8	0	34	80	68.0
そば(ゆで・干しそばをゆでたもの)	114	4.8	0.1	13	72	72.0
中華めん(蒸し)	198	5.3	0.4	86	100	54.0
スパゲッティ(ゆで)	165	5.4	1.2	14	52	60.5
うどん(生)	270	6.1	2.5	90	49	33.5
米(精白米)	358	6.1	0	89	95	14.9
米(玄米)	353	6.8	0	230	290	14.9
ビーフン	377	7.0	0	33	59	11.1
コーンフレーク	381	7.8	2.1	95	45	4.5
クロワッサン	448	7.9	1.2	90	67	20.0
イングリッシュマフィン	228	8.1	1.2	84	96	46.0
ぶどうパン	269	8.2	1.0	210	86	35.7
即席焼きそばめん	436	8.4	3.8	190	74	10.0
ライ麦パン	264	8.4	1.2	190	130	35.0
バンズ用パン	265	8.5	1.3	95	75	37.0
干しうどん	348	8.5	4.3	130	70	13.5
中華めん(生)	281	8.6	1.0	350	66	33.0

食品名	エネルギー(kcal)	たんぱく質(g)	食塩相当量(g)	カリウム(mg)	リン(mg)	水分(g)
中華スタイル即席カップめん（ノンフライタイプ）	342	9.0	6.9	270	110	15.0
ピザクラスト	268	9.1	1.3	91	77	35.3
食パン	260	9.0	1.2	88	68	38.8
ひえ(精白粒)	366	9.4	0	240	280	12.9
フランスパン	279	9.4	1.6	110	72	30.0
そうめん(乾燥)	356	9.5	3.8	120	70	12.5
ひやむぎ(乾燥)	356	9.5	3.8	120	70	12.5
ベーグル	275	9.6	1.2	97	81	32.3
そば(生)	274	9.8	0	160	170	33.0
バターロール	316	10.1	1.2	110	97	30.7
ナン	262	10.3	1.3	97	77	37.2
押し麦(七分づき)	341	10.9	0	220	180	14.0
あわ(精白粒)	367	11.2	0	300	280	13.3
きび(精白粒)	363	11.3	0	200	160	13.8
スパゲッティ(乾燥)	379	12.2	0	200	130	11.2
ペンネ(乾燥)	379	12.2	0	200	130	11.2
はと麦(精白粒)	360	13.3	0	85	20	13.0
オートミール	380	13.7	0	260	370	10.0
そば(干し)	344	14.0	2.2	260	230	14.0

肉類 30gあたりの成分値

1食30g(めやす量)とるときに、たんぱく質の少ない順がわかる！

たんぱく質の少ない順

食品名	エネルギー(kcal)	たんぱく質(g)	食塩相当量(g)	カリウム(mg)	リン(mg)	水分(g)
牛バラ(カルビ)	128	3.8	微	57	33	14.2
フランクフルトソーセージ	89	3.8	0.6	60	51	16.2
ベーコン	122	3.9	0.6	63	69	13.5
ウインナソーセージ	96	4.0	0.6	54	57	15.9
牛たん	107	4.0	0.1	69	39	16.2
牛リブロース(脂身つき)	123	4.2	微	69	36	14.4
豚バラ	119	4.3	微	72	39	14.8
サラミソーセージ(セミドライ)	102	4.6	0.8	75	66	14.7
ラムロース(脂身つき)	93	4.7	0.1	75	42	17.0
牛肩ロース(脂身つき)	95	4.9	微	78	42	16.9
牛サーロイン(脂身つき)	100	5.0	微	81	45	16.3
鶏もも肉(皮つき)	61	5.0	0.1	87	51	20.6

● 資料編 ●

食品名	エネルギー(kcal)	たんぱく質(g)	食塩相当量(g)	カリウム(mg)	リン(mg)	水分(g)
鶏もも（骨つき）	61	5.0	0.1	87	51	20.6
ロースハム	59	5.0	0.8	78	102	19.5
牛ひき肉	82	5.1	0.1	78	30	18.4
豚肩ロース（脂身つき）	76	5.1	微	90	48	18.8
鶏手羽先	68	5.2	0.1	63	42	20.1
鶏手羽元	59	5.5	0.1	69	45	20.7
鶏ひき肉	56	5.3	微	75	33	21.1
豚ひき肉	71	5.3	微	87	36	19.4
鶏砂肝	28	5.5	微	69	42	23.7
ボンレスハム	35	5.6	0.8	78	102	21.6
鶏もも肉（皮なし）	38	5.7	0.1	96	57	22.8
鶏レバー	33	5.7	0.1	99	90	22.7
豚ロース（脂身つき）	79	5.8	微	93	54	18.1
焼き豚	52	5.8	0.7	87	78	19.3
牛もも（脂身つき）	63	5.9	微	99	54	19.7
牛レバー	40	5.9	微	90	99	21.5
コンビーフ缶詰め	61	5.9	0.5	33	36	19.0
豚レバー	38	6.1	微	87	102	21.6
牛ヒレ	59	6.2	微	114	60	20.2
豚もも（脂身つき）	55	6.2	微	105	60	20.4
鶏胸肉（皮つき）	44	6.4	微	102	60	21.8
豚もも（脂身なし）	44	6.5	微	108	63	21.4
豚ヒレ	39	6.7	微	129	69	22.0
鶏ささ身	32	6.9	微	126	66	22.5
鶏胸肉（皮なし）	35	7.0	微	111	66	22.4
生ハム（促成）	74	7.2	0.8	141	60	16.5

魚介・魚介加工品 30gあたりの成分値

たんぱく質の少ない順

1食30g（めやす量）とるときに、たんぱく質の少ない順がわかる！

食品名	エネルギー(kcal)	たんぱく質(g)	食塩相当量(g)	カリウム(mg)	リン(mg)	水分(g)
あさり	9	1.8	0.7	42	26	27.1
はまぐり	12	1.8	0.6	48	29	26.6
カキ	18	2.0	0.4	57	30	25.5
しじみ	19	2.3	0.1	25	36	25.8
はんぺん	28	3.0	0.5	48	33	22.7
魚肉ソーセージ	48	3.5	0.6	21	60	19.8

食品名	エネルギー(kcal)	たんぱく質(g)	食塩相当量(g)	カリウム(mg)	リン(mg)	水分(g)
ほたるいか(生)	25	3.5	0.2	87	51	24.9
かに風味かまぼこ	27	3.6	0.7	23	23	22.7
かまぼこ(蒸し)	29	3.6	0.8	33	18	22.3
焼きちくわ	36	3.7	0.6	29	33	21.0
さつま揚げ	42	3.8	0.6	18	21	20.3
ししゃも(生干し)	53	4.7	0.5	60	108	20.8
かに水煮缶詰め	22	4.9	0.5	6	36	24.3
さばみそ煮缶詰め	65	4.9	0.3	75	75	18.3
ほたて貝(貝柱)	26	5.1	0.1	114	69	23.5
さんまかば焼き缶詰め	68	5.2	0.5	75	78	17.1
あゆ	46	5.3	微	108	96	21.6
きんめだい	48	5.3	微	99	147	21.6
さんま	89	5.3	0.1	57	51	17.3
たら	23	5.3	0.1	105	69	24.3
たらばがに(ゆで)	24	5.3	0.2	69	57	24.0
やりいか	26	5.3	0.1	90	84	23.9
するめいか	25	5.4	0.2	90	75	24.1
かたくちいわし	58	5.5	0.1	90	72	20.5
さくらえび(ゆで)	27	5.5	0.6	75	108	22.7
ブラックタイガー	25	5.5	0.1	69	63	24.0
きす	24	5.6	0.1	102	54	24.2
ツナ缶(油漬け)ホワイト(フレーク)	86	5.6	0.3	57	81	16.8
ツナ缶(味つけ・フレーク)	41	5.7	0.6	84	105	19.7
いわし(まいわし)	51	5.8	0.1	81	69	20.7
かじき(めかじき)	46	5.8	0.1	132	78	21.7
あじ	38	5.9	0.1	108	69	22.5
甘えび	26	5.9	0.2	93	72	23.5
キングサーモン	60	5.9	微	114	75	20.0
ほたて貝柱水煮缶詰め	28.2	5.9	0.3	75	51	22.9
子持ちがれい	43	6.0	0.1	87	60	21.8
まぐろ・トロ	103	6.0	0.1	69	54	15.4
あさり水煮缶詰め	34	6.1	0.3	3	78	22.0
あじ開き干し	50	6.1	0.5	93	66	20.5
オイルサーディン	108	6.1	0.2	84	111	13.9
鮭水煮缶詰め	47	6.2	0.3	90	96	20.9
さば	74	6.2	0.1	99	66	18.6
たい(まだい)	43	6.2	微	132	66	21.7

● 資料編 ●

食品名	エネルギー(kcal)	たんぱく質(g)	食塩相当量(g)	カリウム(mg)	リン(mg)	水分(g)
ほっけ開き干し	53	6.2	0.5	117	99	20.1
辛子明太子	38	6.3	1.7	54	87	20.0
さば水煮缶詰め	57	6.3	0.3	78	57	19.8
ぶり	77	6.4	微	114	39	17.9
大正えび	29	6.5	0.2	108	90	22.9
たこ（ゆで）	30	6.5	0.2	72	36	22.9
鮭	40	6.7	0.1	105	72	21.7
塩鮭	60	6.7	0.5	96	81	19.1
うなぎかば焼き	88	6.9	0.4	90	90	15.2
しらす干し（微乾燥品）	34	6.9	1.2	63	141	21.0
たらこ	42	7.2	1.4	90	117	19.6
アンチョビフィレ	47	7.3	3.9	42	54	16.3
かつお（刺し身用・秋獲り）	50	7.5	微	114	78	20.2
まぐろ・赤身	38	7.9	微	114	81	21.1
煮干し	100	19.4	1.3	360	450	4.7
さくらえび（素干し）	94	19.5	0.9	360	360	5.8
かつお節（削り節）	105	22.7	0.4	243	204	5.2

豆・豆製品

30gあたりの成分値

たんぱく質の少ない順

1食30g（めやす量）とるときに、たんぱく質の少ない順がわかる！

食品名	エネルギー(kcal)	たんぱく質(g)	食塩相当量(g)	カリウム(mg)	リン(mg)	水分(g)
調製豆乳プレーン	19	1.0	微	51	13	26.4
豆乳	14	1.1	0	57	15	27.2
あずき（ゆで缶詰め）	65	1.3	0.1	48	24	13.6
絹ごし豆腐	17	1.5	0	45	24	26.8
うぐいす豆	72	1.7	0.1	30	39	11.9
おから	33	1.8	0	105	30	22.7
うずら豆（煮豆）	71	2.0	0.1	69	30	12.4
木綿豆腐	22	2.0	微	42	33	26.0
焼き豆腐	26	2.3	0	27	33	25.4
金時豆（ゆで）	43	2.6	0	141	45	19.3
あずき（ゆで）	43	2.7	0	138	30	19.4
ひよこ豆（ゆで）	51	2.9	0	105	36	17.9
厚揚げ	45	3.2	0	36	45	22.8
大豆（ゆで）	53	4.4	0	159	57	19.6

食品名	エネルギー(kcal)	たんぱく質(g)	食塩相当量(g)	カリウム(mg)	リン(mg)	水分(g)
がんもどき	68	4.6	0.2	24	60	19.1
納豆	60	5.0	0	198	57	17.9
あずき(乾燥)	102	6.1	0	450	105	4.7
ゆば(生)	69	6.5	0	87	75	17.7
大豆(乾燥)	127	10.1	0	570	147	3.7
きな粉	135	11.0	0	600	198	1.2
高野豆腐	161	15.2	0.3	10	246	2.2

卵、乳・乳製品 30gあたりの成分値

たんぱく質の少ない順

1食30g(めやす量)とるときに、たんぱく質の少ない順がわかる!

食品名	エネルギー(kcal)	たんぱく質(g)	食塩相当量(g)	カリウム(mg)	リン(mg)	水分(g)
生クリーム(乳脂肪)	130	0.6	微	24	15	14.9
ドリンクヨーグルト	20	0.9	微	39	24	25.1
牛乳(普通)	20	1.0	微	45	28	26.2
牛乳(低脂肪)	14	1.1	0.1	57	27	26.6
プレーンヨーグルト	19	1.1	微	51	30	26.3
コーヒーホワイトナー	63	1.6	0.1	17	45	21.1
エバミルク	43	2.0	0.1	99	63	21.8
クリームチーズ	104	2.5	0.2	21	26	16.7
卵白	14	3.2	0.2	42	3	26.5
うずら卵(水煮缶詰め)	55	3.3	0.2	8	48	22.0
鶏卵	45	3.7	0.1	39	54	22.8
うずら卵	54	3.8	0.1	45	66	21.9
カッテージチーズ	32	4.0	0.3	15	39	23.7
ピータン	64	4.1	0.6	20	69	20.0
卵黄	116	5.0	微	26	171	14.5
モッツァレラチーズ	83	5.5	0.1	6	78	16.9
カマンベールチーズ	93	5.7	0.6	36	99	15.5
スライスチーズ	102	6.8	0.8	18	219	13.5
プロセスチーズ	102	6.8	0.8	18	219	13.5
ゴーダチーズ	114	7.7	0.6	23	147	12.0
チェダーチーズ	127	7.7	0.6	26	150	10.6
ピザ用チーズ	116	7.7	0.5	23	159	11.3
スキムミルク	108	10.2	0.4	540	300	1.1
パルメザンチーズ	143	13.2	1.1	36	255	4.6

● 資料編 ●

野菜・いも・野菜加工品 100gあたりの成分値

カリウムの少ない順

キムチなど漬け物は含まれていません。

野菜を同じ重量（100g）とるときに、**カリウムの少ない食品**がわかる！

食品名	エネルギー(kcal)	たんぱく質(g)	食塩相当量(g)	カリウム(mg)	リン(mg)	水分(g)
しらたき	6	0.2	0	12	10	96.5
板こんにゃく	5	0.1	0	33	5	97.3
もやし（ブラックマッペ）	15	2.0	0	71	28	95.0
貝割れ大根	21	2.1	0	99	61	93.4
コーン缶（クリームタイプ）	84	1.7	0.7	150	46	78.2
玉ねぎ	37	1.0	0	150	33	89.7
大豆もやし	37	3.7	0	160	51	92.0
にんにくの芽	45	1.9	0	160	33	86.7
ホワイトアスパラガス（水煮缶詰め）	22	2.4	0.9	170	41	91.9
ピーマン	22	0.9	0	190	22	93.4
キャベツ	23	1.3	0	200	27	92.7
きゅうり	14	1.0	0	200	36	95.4
さやえんどう	36	3.1	0	200	63	88.6
長ねぎ	34	1.4	0	200	27	89.6
レタス	12	0.6	0	200	22	95.9
赤ピーマン	30	1.0	0	210	22	91.1
トマト	19	0.7	0	210	26	94.0
みょうが	12	0.9	0	210	12	95.6
うど	18	0.8	0	220	25	94.4
なす	22	1.1	0	220	30	93.2
白菜	14	0.8	0	220	33	95.2
大根（根）	18	0.4	0	230	17	94.6
トマト缶詰め（ホール）	20	0.9	0	240	26	93.3
かぶ	21	0.6	0	250	25	93.9
オクラ	30	2.1	0	260	58	90.2
さやいんげん	23	1.8	0	260	41	92.2
チンゲンサイ	9	0.6	0.1	260	27	96
にがうり	17	1.0	0	260	31	94.4
グリーンアスパラガス	22	2.6	0	270	60	92.6
しょうが	30	0.9	0	270	25	91.4
にんじん	36	0.8	0.1	270	25	89.7
とうもろこし	92	3.6	0	290	100	77.1
とうもろこし（ゆで）	99	3.5	0	290	100	75.4

食品名	エネルギー (kcal)	たんぱく質 (g)	食塩相当量 (g)	カリウム (mg)	リン (mg)	水分 (g)
ミニトマト	29	1.1	0	290	29	91.0
ごぼう	65	1.8	0	320	62	81.7
ズッキーニ	14	1.3	0	320	37	94.9
万能ねぎ	27	2.0	0	320	36	91.3
クレソン	15	2.1	0.1	330	57	94.1
ふき	11	0.3	0.1	330	18	95.8
グリンピース	93	6.9	0	340	120	76.5
こごみ	28	3.0	0	350	69	90.7
ブロッコリー	33	4.3	0.1	360	89	89.0
わらび	21	2.4	0	370	47	92.7
菜の花	33	4.4	0	390	86	88.4
大根(葉)＊	25	2.2	0.1	400	52	90.6
カリフラワー	27	3.0	0	410	68	90.8
サニーレタス	16	1.2	0	410	31	94.1
じゃがいも	76	1.6	0	410	40	79.8
セロリ	15	0.4	0.1	410	39	94.7
長いも	65	2.2	0	430	27	82.6
そら豆	108	10.9	0	440	220	72.3
れんこん	66	1.9	0.1	440	74	81.5
かぼちゃ	91	1.9	0	450	43	76.2
しゅんぎく	22	2.3	0.2	460	44	91.8
たらの芽	27	4.2	0	460	120	90.2
たけのこ(ゆで)	30	3.5	0	470	60	89.9
さつまいも	134	1.2	0	480	47	65.6
水菜	23	2.2	0.1	480	64	91.4
青じそ	37	3.9	0	500	70	86.7
小松菜	14	1.5	0	500	45	94.1
三つ葉(糸三つ葉)	13	0.9	0	500	47	94.6
にら	21	1.7	0	510	31	92.6
にんにく	136	6.4	0	510	160	63.9
モロヘイヤ	38	4.8	0	530	110	86.1
枝豆	135	11.7	0	590	170	71.7
やまといも	123	4.5	0	590	72	66.7
さといも	58	1.5	0	640	55	84.1
ほうれんそう	20	2.2	0	690	47	92.4
ふきのとう	43	2.5	0	740	89	85.5
パセリ	43	4.0	0	1000	61	84.7

●資料編●

きのこ、海藻 100gあたりの成分値

きのこ、海藻を同じ重量(100g)とるときに、カリウムの少ない食品がわかる！

カリウムの少ない順　常用量は20～30g、乾燥は2～3gがめやす。

食品名	エネルギー(kcal)	たんぱく質(g)	食塩相当量(g)	カリウム(mg)	リン(mg)	水分(g)
ところてん	2	0.2	0	2	1	99.1
もずく(塩蔵・塩抜き)	4	0.2	0.2	2	2	97.7
わかめ(湯通し塩蔵・塩抜き)	11	1.7	1.4	12	31	93.3
角寒天(乾燥)	154	2.4	0.3	52	34	20.5
マッシュルーム水煮缶詰め	14	3.4	0.9	85	55	92
めかぶわかめ	11	0.9	0.4	88	26	94.2
なめこ(ゆで・ビニール袋入り)	14	1.6	0	210	56	92.7
しいたけ	19	3.0	0	280	87	90.3
えのきだけ	22	2.7	0	340	110	88.6
ひらたけ	20	3.3	0	340	100	89.4
エリンギ	19	2.8	0	340	89	90.2
マッシュルーム(ホワイト)	11	2.9	0	350	100	93.9
しめじ(ぶなしめじ)	18	2.7	0	380	100	90.8
カットわかめ	138	18	24.1	440	290	8.6
きくらげ(黒・乾燥)	167	7.9	0.1	1000	230	14.9
きくらげ(白・乾燥)	162	4.9	0.1	1400	260	14.6
干ししいたけ	182	19.3	0	2100	310	9.7
焼きのり	186	41.4	1.3	2400	700	2.3
あおのり(素干し・粉)	164	29.4	8.1	2500	390	6.5
こんぶ(素干し)	153	7.7	7.6	3200	230	9.2
干しひじき	139	10.6	3.6	4400	100	13.6
削りこんぶ	117	6.5	5.3	4800	190	24.4

果物・果物加工品 100gあたりの成分値

果物を同じ重量(100g)とるときに、カリウムの少ない食品がわかる！

カリウムの少ない順　乾燥は生の1/10量が常用量のめやす。

食品名	エネルギー(kcal)	たんぱく質(g)	食塩相当量(g)	カリウム(mg)	リン(mg)	水分(g)
洋なし(缶詰め)	85	0.2	0	55	5	78.8
いちごジャム	256	0.4	0	67	13	36.0
ブルーベリー	49	0.5	0	70	9	86.4
みかん缶詰め	64	0.5	0	75	8	83.8
すいか	37	0.6	0	120	8	89.6
パイナップル(缶詰め)	84	0.4	0	120	7	78.9
りんご	57	0.1	0	120	12	84.1
レモン(全果)	54	0.9	0	130	15	85.3
ぶどう(デラウェア・マスカット)	59	0.4	0	130	15	83.5
グレープフルーツ	38	0.9	0	140	17	89.0

食品名	エネルギー(kcal)	たんぱく質(g)	食塩相当量(g)	カリウム(mg)	リン(mg)	水分(g)
なし	43	0.3	0	140	11	88.0
洋なし	54	0.3	0	140	13	84.9
みかん	46	0.7	0	150	15	86.9
プラム	44	0.6	0	150	14	88.6
びわ	40	0.3	0	160	9	88.6
いちご	34	0.9	0	170	31	90.0
いちじく	54	0.6	0	170	16	84.6
柿	60	0.4	0	170	14	83.1
マンゴー	64	0.6	0	170	12	82.0
桃	40	0.6	0	180	18	88.7
いよかん	46	0.9	0	190	18	86.7
ゆず(果汁)	21	0.5	0	210	11	92.0
さくらんぼ	60	1.0	0	210	17	83.1
キウイフルーツ	53	1.0	0	290	32	84.7
メロン	42	1.1	0	340	21	87.8
バナナ	86	1.1	0	360	27	75.4
プルーン(ドライ)	235	2.5	0	480	45	33.3
干し柿	276	1.5	0	670	62	24.0
アボカド	187	2.5	0	720	55	71.3
レーズン	301	2.7	0	740	90	14.5
干しいちじく	291	3.0	0.2	840	75	18.0
干しあんず	288	9.2	0	1300	120	16.8

種実・種実加工品 20gあたりの成分値

種実・種実加工品を同じ重量(20g)とるときに、カリウムの少ない食品がわかる！

カリウムの少ない順

食品名	エネルギー(kcal)	たんぱく質(g)	食塩相当量(g)	カリウム(mg)	リン(mg)	水分(g)
栗(甘露煮)	48	0.4	0	15	5	8.2
マカデミアナッツ(いり・味つけ)	144	1.7	0.1	60	28	0.3
ごま(いり)	120	4.1	0	82	112	0.3
栗	33	0.6	0	84	14	11.8
梅干し	7	0.2	4.4	88	4.2	13.0
くるみ(いり)	135	2.9	0	108	56	0.6
カシューナッツ	115	4.0	0.1	118	98	0.6
松の実(いり)	138	2.9	0	124	110	0.4
ぎんなん(殻つき・生)	34	0.9	0	142	24	11.5
アーモンド(フライ・味つけ)	121	3.8	0.1	148	96	0.4
ピーナッツ(いり)	117	5.3	0	154	78	0.4
ピスタチオ(いり)	123	3.5	0.1	194	88	0.4

● 資料編 ●

食品100gの加熱後の栄養成分値

ゆでる、焼くといった加熱調理をすると、野菜のカリウムが減ったり、肉や魚は脂が溶け出してエネルギーが減るなどします。ここでは食品100gの生の状態と、100gを加熱調理したあとの栄養成分を比較できるように掲載。栄養成分がどのぐらい変化していくのか、チェックできます。

●肉●

食品名		エネルギー(kcal)	たんぱく質(g)	食塩相当量(g)	カリウム(mg)	リン(mg)	水分(g)
牛バラ（カルビ）	生	426	12.8	0.1	190	110	47.4
	焼くと	392	12.9	0.2	178	97	31.4
牛ヒレ	生	195	20.8	0.1	380	200	67.3
	焼くと	184	19.3	0.1	312	163	40.0
牛もも（脂身なし）	生	181	20.5	0.1	340	190	68.2
	焼くと	174	19.9	0.1	305	163	40.4
	ゆでると	166	18.7	0.1	145	106	37.2
豚ロース（脂身つき）	生	263	19.3	0.1	310	180	60.4
	焼くと	236	19.2	0.1	288	180	35.4
	ゆでると	253	18.4	0.1	139	108	39.3
豚バラ	生	395	14.4	0.1	240	130	49.4
	焼くと	367	14.5	0.1	200	104	27.5
豚もも（脂身なし）	生	148	21.5	0.1	360	210	71.2
	焼くと	142	21.4	0.1	320	192	42.9
	ゆでると	141	20.5	0.1	142	135	43.9
豚ヒレ	生	130	22.2	0.1	430	230	73.4
	焼くと	129	22.8	0.1	400	220	31.2
鶏胸肉（皮つき）	生	145	21.3	0.1	340	200	72.6
	焼くと	145	21.5	0.1	316	186	34.2
鶏胸肉（皮なし）	生	116	23.3	0.1	370	220	74.6
	焼くと	119	23.7	0.1	348	207	35.1
鶏もも肉（皮つき）	生	204	16.6	0.2	290	170	68.5
	焼くと	147	16.0	0.1	238	140	35.6
	ゆでると	166	15.6	0.1	147	112	44.0
鶏もも肉（皮なし）	生	127	19.0	0.2	320	190	76.1
	焼くと	116	18.4	0.1	274	158	49.3
	ゆでると	109	17.6	0.1	182	133	48.4
鶏ささ身	生	105	23.0	0.1	420	220	75.0
	焼くと	104	22.4	0.1	394	213	57.5
	ゆでると	100	21.8	0.1	280	176	56.5

● 魚介 ●

食品名		エネルギー (kcal)	たんぱく質 (g)	食塩相当量 (g)	カリウム (mg)	リン (mg)	水分 (g)
あじ	生	126	19.7	0.3	360	230	75.1
	焼くと	122	18.7	0.3	338	230	47.0
あじ開き干し	生	168	20.2	1.7	310	220	68.4
	焼くと	176	19.7	1.6	280	216	48.0
いわし(まいわし)	生	169	19.2	0.2	270	230	68.9
	焼くと	147	19.0	0.2	263	225	43.4
鮭	生	133	22.3	0.2	350	240	72.3
	焼くと	127	21.5	0.2	326	229	47.5
さば	生	247	20.6	0.3	330	220	62.1
	焼くと	245	19.4	0.2	285	216	41.7
	水煮にすると	260	19.0	0.2	235	176	48.2
さんま	生	297	17.6	0.3	190	170	57.7
	焼くと	211	18.6	0.2	203	172	43.0
たら	生	77	17.6	0.3	350	230	80.9
	焼くと	71	16.4	0.3	312	182	47.3
たらこ	生	140	24.0	4.6	300	390	65.2
	焼くと	146	24.3	4.6	292	404	50.4
ぶり	生	257	21.2	0.1	380	130	59.6
	焼くと	249	21.5	0.1	361	139	42.5
カキ	生	60	6.6	1.3	190	100	85.0
	水煮にすると	58	6.1	0.7	109	90	50.4
はまぐり	生	39	6.1	2.0	160	96	88.8
	水煮にすると	57	9.5	0.8	115	122	50.3
ほたて貝貝柱	生	88	16.9	0.3	380	230	78.4
	焼くと	81	15.7	0.3	317	211	44.8
たらばがに	生	59	13.0	0.9	280	220	84.7
	ゆでると	59	13.0	0.6	170	141	59.2
するめいか	生	83	17.9	0.5	300	250	80.2
	水煮にすると	77	16.6	0.5	236	213	56.7
	焼くと	76	16.5	0.6	252	210	50.3

● 豆、野菜、いも ●

食品名		エネルギー (kcal)	たんぱく質 (g)	食塩相当量 (g)	カリウム (mg)	リン (mg)	水分 (g)
あずき(乾燥)	生	339	20.3	0	1500	350	15.5
	ゆでると	329	20.5	0	1058	230	149.0
大豆(乾燥)	生	422	33.8	0	1900	490	12.4
	ゆでると	387	32.6	0	1166	418	143.9
グリーンアスパラガス	生	22	2.6	0	270	60	92.6
	ゆでると	23	2.5	0	250	59	88.3

● 資料編 ●

食品名		エネルギー(kcal)	たんぱく質(g)	食塩相当量(g)	カリウム(mg)	リン(mg)	水分(g)
オクラ	生	30	2.1	0	260	58	90.2
	ゆでると	32	2.0	0	272	54	86.7
枝豆	生	135	11.7	0	590	170	71.7
	ゆでると	129	11.0	0	470	163	69.2
さやいんげん	生	23	1.8	0	260	41	92.2
	ゆでると	24	1.7	0	254	40	86.2
かぶ	生	21	0.6	0	250	25	93.9
	ゆでると	20	0.5	0	223	23	83.4
かぼちゃ	生	91	1.9	0	450	43	76.2
	ゆでると	91	1.6	0	421	42	74.2
カリフラワー	生	27	3.0	0	410	68	90.8
	ゆでると	26	2.7	0	218	37	90.6
キャベツ	生	23	1.3	0	200	27	92.7
	ゆでると	18	0.8	0	82	18	83.6
グリンピース	生	93	6.9	0	340	120	76.5
	ゆでると	97	7.3	0	299	70	63.5
ごぼう	生	65	1.8	0	320	62	81.7
	ゆでると	53	1.4	0	191	42	76.4
小松菜	生	14	1.5	0	500	45	94.1
	ゆでると	13	1.4	0	123	41	82.7
さつまいも	生	134	1.2	0	480	47	65.6
	蒸して	131	1.2	0	470	46	64.3
さといも	生	58	1.5	0	640	55	84.1
	水煮にすると	56	1.4	0	532	45	79.8
じゃがいも	生	76	1.6	0	410	40	79.8
	水煮にすると	72	1.5	0	333	25	79.4
しゅんぎく	生	22	2.3	0.2	460	44	91.8
	ゆでると	21	2.1	0.1	213	35	72.0
そら豆	生	108	10.9	0	440	220	72.3
	ゆでると	112	10.5	0	390	230	71.3
大根	生	18	0.4	0	230	17	94.6
	ゆでると	16	0.4	0	181	12	81.5
玉ねぎ	生	37	1.0	0	150	33	89.7
	水にさらすと	26	0.6	0	88	20	93.0
	ゆでると	28	0.7	0	98	22	81.4
なす	生	22	1.1	0	220	30	93.2
	ゆでると	19	1.0	0	180	27	94.0
菜の花	生	33	4.4	0	390	86	88.4
	ゆでると	27	4.6	0	167	84	88.4
にら	生	21	1.7	0	510	31	92.6
	ゆでると	20	1.6	0	252	16	56.6

食品名		エネルギー(kcal)	たんぱく質(g)	食塩相当量(g)	カリウム(mg)	リン(mg)	水分(g)
にんじん	生	36	0.8	0.1	270	25	89.7
	ゆでると	31	0.6	0.1	209	23	78.3
白菜	生	14	0.8	0	220	33	95.2
	ゆでると	9	0.7	0	115	24	68.7
ブロッコリー	生	33	4.3	0.1	360	89	89.0
	ゆでると	30	3.9	0	198	73	100.4
ほうれんそう	生	20	2.2	0	690	47	92.4
	ゆでると	18	1.8	0	343	30	64.1
水菜	生	23	2.2	0.1	480	64	91.4
	ゆでると	18	1.7	0.1	307	53	76.2
三つ葉(糸三つ葉)	生	13	0.9	0	500	47	94.6
	ゆでると	12	0.8	0	259	28	67.5
大豆もやし	生	37	3.7	0	160	51	92.0
	ゆでると	29	2.5	0	43	37	79.1
もやし(ブラックマッペ)	生	15	2.0	0	71	28	95.0
	ゆでると	11	1.1	0	10	14	79.5
モロヘイヤ	生	38	4.8	0	530	110	86.1
	ゆでると	38	4.5	0	240	80	137.0
れんこん	生	66	1.9	0.1	440	74	81.5
	ゆでると	60	1.2	0	218	71	74.5

● きのこ ●

食品名		エネルギー(kcal)	たんぱく質(g)	食塩相当量(g)	カリウム(mg)	リン(mg)	水分(g)
えのきだけ	生	22	2.7	0	340	110	88.6
	ゆでると	19	2.4	0	232	95	76.2
エリンギ	生	19	2.8	0	340	89	90.2
	ゆでると	16	2.4	0	198	67	67.9
きくらげ(黒・乾燥)	生	167	7.9	0.1	1000	230	14.9
	ゆでると	130	6.0	0	370	100	938.0
しいたけ	生	19	3.0	0	280	87	90.3
	ゆでると	19	2.8	0	220	72	100.7
干ししいたけ	生	182	19.3	0	2100	310	9.7
	ゆでると	239	18.2	0	1254	245	450.9
しめじ(ぶなしめじ)	生	18	2.7	0	380	100	90.8
	ゆでると	19	2.9	0	299	97	78.4
まいたけ	生	15	2.0	0	230	54	92.7
	ゆでると	16	1.4	0	95	31	78.4
マッシュルーム	生	11	2.9	0	350	100	93.9
	ゆでると	11	2.6	0	214	68	63.1

● さくいん ●

食材編

あ

- アーモンド(フライ・味つけ) …… 84
- アイスクリーム(高脂肪) … 87
- 青じそ ………… 60
- あおのり(素干し・粉) …… 76
- 赤ピーマン ……… 64
- 赤ワイン ………… 94
- 揚げえんどう豆 …… 92
- 揚げパン ………… 90
- あさり ……………… 45
- あさり水煮缶詰め …… 50
- あじ ………………… 41
- あじ開き干し ……… 47
- あずき(乾燥) ……… 55
- あずき(ゆで缶詰め) …… 55
- あたりめ …………… 92
- 厚揚げ ……………… 53
- 油揚げ ……………… 53
- アボカド …………… 78
- 甘えび ……………… 45
- あゆ ………………… 41
- あわ(精白粒) ……… 23
- アンチョビフィレ …… 50
- あんパン …………… 90

い

- イーストドーナツ …… 86
- イクラ ……………… 46
- 板こんにゃく ……… 72
- いちご ……………… 78
- いちごジャム ……… 83
- いちじく …………… 78
- いよかん …………… 79
- いわし(まいわし) …… 41
- イングリッシュマフィン … 26

う

- ウイスキー ………… 95
- ウインナソーセージ …… 40
- うぐいす豆 ………… 55
- ウスターソース …… 100
- うずら卵 …………… 56
- うずら卵水煮缶詰め …… 56
- うずら豆(煮豆) …… 55
- うど ………………… 70
- うどん(生) ………… 28
- うどん(ゆで) ……… 28
- うなぎかば焼き …… 47
- 梅干し ……………… 84

え

- 枝豆 ………………… 60
- えのきだけ ………… 74
- エバミルク ………… 58
- エリンギ …………… 74

お

- オイスターソース …… 101
- オイルサーディン …… 50
- オートミール ……… 23
- おから ……………… 54
- オクラ ……………… 60
- 押し麦(七分づき) …… 23
- おでん用顆粒だし …… 102
- おにぎり …………… 22
- オリーブ油 ………… 108
- オレンジジュース
  (果汁100%) ……… 95
- オレンジマーマレード … 83

か

- 貝割れ大根 ………… 60
- カキ ………………… 45
- 柿 …………………… 78
- 角寒天(乾燥) ……… 76
- 角砂糖 ……………… 106
- かじき(めかじき) …… 41
- カシューナッツ …… 84
- カステラ …………… 88
- かたくちいわし …… 41
- かたくり粉 ………… 72
- かつお・こんぶだし(液状)
  …………………… 102
- かつお刺し身用 …… 41
- かつお節(削り節) …… 48
- カッテージチーズ …… 58
- カットわかめ ……… 77
- かに風味かまぼこ …… 48
- かに水煮缶詰め …… 50
- かぶ ………………… 65
- かぼちゃ …………… 60
- かまぼこ(蒸し) …… 48
- カマンベールチーズ …… 59
- 辛子明太子 ………… 46
- カリフラワー ……… 65
- 顆粒中華だし ……… 102
- 顆粒和風だし ……… 102
- かりんとう(黒) …… 89
- カレールウ ………… 104
- がんもどき ………… 53

き

- キウイフルーツ …… 78
- きくらげ(黒・乾燥) …… 75
- きくらげ(白・乾燥) …… 75
- きす ………………… 42
- きな粉 ……………… 54
- 絹ごし豆腐 ………… 52
- きび(精白粒) ……… 23
- キムチ(白菜) ……… 71
- キャベツ …………… 65
- キャラメル ………… 91
- 牛肩ロース(脂身つき) …… 34
- 牛サーロイン(脂身つき) …… 34
- 牛たん ……………… 39
- 牛乳(低脂肪) ……… 57
- 牛乳(普通) ………… 57
- 牛ひき肉 …………… 38
- 牛ヒレ ……………… 34
- 牛もも(脂身つき) …… 34
- 牛バラ(カルビ) …… 34
- きゅうり …………… 65
- 牛リブロース(脂身つき)
  …………………… 34
- 牛レバー …………… 38
- ギョーザの皮 ……… 32

魚肉ソーセージ ……… 49	コーヒー牛乳 ……… 96	桜もち(関東風) ……… 88
切りもち ……… 22	コーヒー(液・砂糖入り) … 97	さくらんぼ ……… 79
キングサーモン ……… 42	コーヒー(液・砂糖、ミルク入り) ……… 97	鮭 ……… 42
きんつば ……… 88		鮭水煮缶詰め ……… 50
金時豆(乾燥) ……… 55	コーヒーゼリー ……… 87	さつま揚げ ……… 48
ぎんなん(殻つき) ……… 84	コーヒーホワイトナー(液状) ……… 57	さつまいも ……… 69
きんめだい ……… 42		さといも ……… 69

く

草もち ……… 89	コーラ ……… 96	サニーレタス ……… 61
くずきり ……… 32	コーン缶(クリームタイプ) ……… 71	さば ……… 42
くず粉 ……… 72		さば水煮缶詰め ……… 49
クッキー ……… 87	コーンスターチ ……… 105	さばみそ煮缶詰め ……… 49
くらげ(塩蔵・塩抜き) …… 76	コーンスナック ……… 91	さやいんげん ……… 61
クラッカー ……… 91	コーンフレーク ……… 26	さやえんどう ……… 62
グラニュー糖 ……… 106	穀物酢 ……… 100	サラダ油(調合油) ……… 108
栗 ……… 84	こごみ ……… 70	サラミソーセージ(セミドライ) ……… 40
栗(甘露煮) ……… 84	ご飯(押し麦入り) ……… 21	
クリームチーズ ……… 59	ご飯(玄米) ……… 20	さんま ……… 43
クリームパン ……… 90	ご飯(雑穀入り) ……… 21	さんまかば焼き缶詰め ‥ 49
グリーンアスパラガス ‥ 60	ご飯(精白米) ……… 20、21	

し

グリンピース ……… 61	ご飯(胚芽精米) ……… 21	しいたけ ……… 74
くるみ(いり) ……… 85	ごぼう ……… 65	塩鮭 ……… 47
グレープフルーツ ……… 78	ごま(いり) ……… 85	塩(食塩) ……… 98
クレソン ……… 61	ごま油 ……… 108	塩(精製塩) ……… 98
黒砂糖 ……… 106	小松菜 ……… 61	塩(並塩) ……… 98
クロワッサン ……… 25	小麦粉あられ ……… 91	しじみ ……… 45

け

鶏卵 ……… 56	小麦粉(薄力粉) ……… 105	ししゃも(生干し) ……… 47
ケーキドーナツ ……… 86	小麦粉(強力粉) ……… 105	しめじ(ぶなしめじ) …… 74
削りこんぶ ……… 76	米(玄米) ……… 20	じゃがいも ……… 69
げっぺい ……… 88	米酢 ……… 100	ジャムパン ……… 90
減塩しょうゆ(こいくち) ……… 99	米(精白米) ……… 20	シュークリーム ……… 86
	子持ちがれい ……… 42	しゅんぎく ……… 62
	コンソメ(固形) ……… 102	純米酒 ……… 94

こ

香菜 ……… 61	コンビーフ缶詰め ……… 40	しょうが ……… 65
紅茶(液・ミルク、砂糖入り) ……… 97	こんぶ(素干し) ……… 76	紹興酒 ……… 95

さ

	ザーサイ ……… 71	焼酎(25度) ……… 94
紅茶(液・レモン、砂糖入り) ……… 97	サイダー ……… 96	上白糖 ……… 106
	サウザンアイランドドレッシング ……… 104	しょうゆ(うすくち) ……… 98
高野豆腐 ……… 53		しょうゆ(こいくち) ……… 98
ゴーダチーズ ……… 59	さきいか ……… 92	ショートケーキ ……… 86
	さくらえび(ゆで) ……… 45	食塩不使用バター ……… 108
		食パン ……… 25

155

● さくいん ●

しらす干し（微乾燥品）‥46
しらたき ‥‥‥‥‥‥‥‥ 72
白しょうゆ ‥‥‥‥‥‥‥ 99
白ワイン ‥‥‥‥‥‥‥‥ 94
新じゃが ‥‥‥‥‥‥‥‥ 69

す

すいか ‥‥‥‥‥‥‥‥‥ 79
スキムミルク ‥‥‥‥‥‥ 58
すし飯（にぎりずし用）‥‥ 22
ズッキーニ ‥‥‥‥‥‥‥ 66
スパゲッティ（乾燥）‥‥‥ 29
スパゲッティ（ゆで）‥‥‥ 30
スポーツドリンク ‥‥‥‥ 97
スライスチーズ ‥‥‥‥‥ 58
するめいか ‥‥‥‥‥‥‥ 44

せ

清酒（普通酒）‥‥‥‥‥ 103
赤飯 ‥‥‥‥‥‥‥‥‥‥ 21
セロリ ‥‥‥‥‥‥‥‥‥ 66
全がゆ（精白米）‥‥‥‥‥ 22
せん茶（液）‥‥‥‥‥‥‥ 96
せんべい（しょうゆ）‥‥‥ 89

そ

そうめん（乾燥）‥‥‥‥‥ 28
そうめん（ゆで）‥‥‥‥‥ 28
即席焼きそばめん ‥‥‥‥ 30
そば（生）‥‥‥‥‥‥‥‥ 28
そば（干し）‥‥‥‥‥‥‥ 29
そば（ゆで）‥‥‥‥‥‥‥ 29
そら豆 ‥‥‥‥‥‥‥‥‥ 62

た

たい（まだい）‥‥‥‥‥‥ 43
大根（根）‥‥‥‥‥‥‥‥ 66
大正えび ‥‥‥‥‥‥‥‥ 44
大豆（乾燥）‥‥‥‥‥‥‥ 52
大豆（水煮缶詰）‥‥‥‥‥ 52
大豆もやし ‥‥‥‥‥‥‥ 68
大福もち ‥‥‥‥‥‥‥‥ 88
高菜漬け ‥‥‥‥‥‥‥‥ 71
たけのこ（ゆで）‥‥‥‥‥ 66
たこ（ゆで）‥‥‥‥‥‥‥ 44

玉ねぎ ‥‥‥‥‥‥‥‥‥ 66
たら ‥‥‥‥‥‥‥‥‥‥ 43
たらこ ‥‥‥‥‥‥‥‥‥ 46
たらばがに（ゆで）‥‥‥‥ 45
たらの芽 ‥‥‥‥‥‥‥‥ 70

ち

チェダーチーズ ‥‥‥‥‥ 59
中華スタイル即席カップめん
　（ノンフライタイプ）‥‥ 30
中華めん（生）‥‥‥‥‥‥ 29
中華めん（蒸し）‥‥‥‥‥ 29
調製豆乳プレーン ‥‥‥‥ 54
チョココロネ ‥‥‥‥‥‥ 90
チリソース ‥‥‥‥‥‥ 101
チンゲンサイ ‥‥‥‥‥‥ 62

つ

ツナ缶（味つけ・フレーク）
　‥‥‥‥‥‥‥‥‥‥‥ 49
ツナ缶（油漬け）ホワイト
　（フレーク）‥‥‥‥‥‥ 49

て

天ぷら粉 ‥‥‥‥‥‥‥ 105
甜麺醤（テンメンジャン）
　‥‥‥‥‥‥‥‥‥‥‥ 101

と

豆乳 ‥‥‥‥‥‥‥‥‥‥ 54
豆板醤（トウバンジャン）
　‥‥‥‥‥‥‥‥‥‥‥ 101
とうもろこし ‥‥‥‥‥‥ 66
とうもろこし（ゆで）‥‥‥ 67
ところてん ‥‥‥‥‥‥‥ 76
トマト ‥‥‥‥‥‥‥‥‥ 62
トマト缶詰め（ホール）‥ 71
トマトケチャップ ‥‥‥ 101
トマトピューレー ‥‥‥ 101
どら焼き ‥‥‥‥‥‥‥‥ 88
鶏ささ身 ‥‥‥‥‥‥‥‥ 37
鶏砂肝 ‥‥‥‥‥‥‥‥‥ 39
鶏手羽先 ‥‥‥‥‥‥‥‥ 37
鶏手羽元 ‥‥‥‥‥‥‥‥ 37
鶏胸肉（皮つき）‥‥‥‥‥ 36

鶏胸肉（皮なし）‥‥‥‥‥ 37
鶏ひき肉 ‥‥‥‥‥‥‥‥ 38
鶏もも肉（皮つき）‥‥‥‥ 36
鶏もも肉（皮なし）‥‥‥‥ 36
鶏もも（骨つき）‥‥‥‥‥ 37
鶏レバー ‥‥‥‥‥‥‥‥ 38
ドリンクヨーグルト ‥‥‥ 57

な

長いも ‥‥‥‥‥‥‥‥‥ 69
長ねぎ ‥‥‥‥‥‥‥‥‥ 67
なし ‥‥‥‥‥‥‥‥‥‥ 79
なす ‥‥‥‥‥‥‥‥‥‥ 67
納豆 ‥‥‥‥‥‥‥‥‥‥ 53
菜の花 ‥‥‥‥‥‥‥‥‥ 63
生クリーム（乳脂肪）‥‥‥ 57
生ハム（促成）‥‥‥‥‥‥ 39
なめこ（ゆで・ビニール袋
　入り）‥‥‥‥‥‥‥‥‥ 74
ナン ‥‥‥‥‥‥‥‥‥‥ 26

に

にがうり ‥‥‥‥‥‥‥‥ 67
煮干し ‥‥‥‥‥‥‥‥‥ 47
乳酸菌飲料 ‥‥‥‥‥‥‥ 97
にら ‥‥‥‥‥‥‥‥‥‥ 63
にんじん ‥‥‥‥‥‥‥‥ 63
にんじんジュース ‥‥‥‥ 95
にんにく ‥‥‥‥‥‥‥‥ 67
にんにくの芽 ‥‥‥‥‥‥ 67

ぬ

ぬか漬け ‥‥‥‥‥‥‥‥ 71

の

濃厚ソース ‥‥‥‥‥‥ 100

は

パイナップル（缶詰め）‥ 83
パウンドケーキ ‥‥‥‥‥ 86
白菜 ‥‥‥‥‥‥‥‥‥‥ 68
パセリ ‥‥‥‥‥‥‥‥‥ 63
バターロール ‥‥‥‥‥‥ 25
はちみつ ‥‥‥‥‥‥‥ 106
発泡酒 ‥‥‥‥‥‥‥‥‥ 94
はと麦（精白粒）‥‥‥‥‥ 23

バナナ ……………………… 79	ぶどう(マスカット) …… 80	ボンレスハム …………… 39
ババロア …………………… 87	ブラックタイガー ……… 44	**ま**
はまぐり ………………… 46	プラム ……………………… 80	マーガリン(ソフトタイプ)
バルサミコ酢 …………… 100	フランクフルトソーセジ	……………………………… 108
はるさめ ………………… 32	……………………………… 40	まいたけ ………………… 75
春巻きの皮 ……………… 32	フランスパン …………… 25	マカデミアナッツ(いり・
パルメザンチーズ ……… 59	ぶり ……………………… 43	味つけ) ………………… 85
パン粉(乾燥) …………… 105	プリン …………………… 87	まぐろ・赤身 …………… 43
バンズ用パン …………… 26	ブルーベリー …………… 80	まぐろ・トロ …………… 43
万能ねぎ ………………… 63	ブルーベリージャム …… 83	マッシュルーム(ホワイト)
はんぺん ………………… 48	プルーン(ドライ) ……… 82	……………………………… 75
ひ	プレーンヨーグルト …… 57	マッシュルーム水煮缶詰め
ピータン ………………… 56	フレンチドレッシング … 104	……………………………… 75
ピーナッツ(いり) ……… 85	プロセスチーズ ………… 58	松の実(いり) …………… 85
ビーフジャーキー ……… 92	ブロッコリー …………… 64	マヨネーズ ……………… 104
ビーフン ………………… 30	**へ**	マンゴー ………………… 80
ピーマン ………………… 63	ベイクドチーズケーキ … 86	**み**
ビール・淡色 …………… 94	ベーキングパウダー …… 105	みかん …………………… 81
ひえ(精白粒) …………… 23	ベーグル ………………… 26	みかん缶詰め …………… 82
ピザクラスト …………… 32	ベーコン ………………… 40	水菜 ……………………… 64
ピザ用チーズ …………… 58	ペンネ(乾燥) …………… 30	水ようかん ……………… 89
ビスケット ……………… 91	**ほ**	みそ(甘みそ) …………… 99
ピスタチオ(いり) ……… 85	ほうじ茶(液) …………… 96	みそ(辛みそ・淡色) …… 99
ひやむぎ(乾燥) ………… 28	ほうれんそう …………… 64	みそ(豆みそ) …………… 99
ひよこ豆(乾燥) ………… 55	ボーロ …………………… 92	みそ(麦みそ) …………… 99
ひらたけ ………………… 75	干しあんず ……………… 82	みたらしだんご ………… 89
びわ ……………………… 80	干しいちじく …………… 82	三つ葉(糸三つ葉) ……… 64
ふ	干しいも ………………… 92	みつ豆 …………………… 89
フォー …………………… 30	干し柿 …………………… 82	ミニトマト ……………… 62
ふき ……………………… 70	干ししいたけ …………… 74	みょうが ………………… 68
ふきのとう ……………… 70	干しひじき ……………… 77	みりん風調味料 ………… 103
豚肩ロース(脂身つき) … 35	ほたて貝柱水煮缶詰め … 50	ミルクココア …………… 96
豚バラ …………………… 35	ほたて貝貝柱 …………… 46	ミルクチョコレート …… 87
豚ヒレ …………………… 35	ほたるいか ……………… 44	**め**
豚ひき肉 ………………… 38	ほっけ開き干し(生干し) … 47	メープルシロップ ……… 106
豚もも(脂身つき) ……… 35	ポテトチップス ………… 91	めかぶわかめ …………… 77
豚もも(脂身なし) ……… 35	ホワイトアスパラガス	メロン …………………… 81
豚ロース(脂身つき) …… 35	(水煮缶詰め) ………… 72	メロンパン ……………… 90
豚レバー ………………… 38	ホワイトシチュールウ … 104	めんつゆ(3倍濃縮タイプ) … 103
ぶどう(デラウェア) …… 80	ポン酢しょうゆ ………… 100	めんつゆ(ストレートタイプ) … 103
ぶどうパン ……………… 26	本みりん ………………… 103	

● さくいん ●

メンマ …………………… 72

も
もずく(塩蔵・塩抜き) …… 77
モッツァレラチーズ …… 59
木綿豆腐 ………………… 52
桃 ………………………… 81
桃缶詰め ………………… 83
もやし(ブラックマッペ)
　…………………………… 68
モロヘイヤ ……………… 64

や
焼きおにぎり …………… 22
焼きちくわ ……………… 48
焼き豆腐 ………………… 53
焼きのり ………………… 77
焼き豚 …………………… 40
野菜ジュース …………… 95
やまといも ……………… 69
やりいか ………………… 44

ゆ
有塩バター …………… 108
ゆず(皮、果汁) ………… 81
ゆば(生) ………………… 54
ゆば(干し) ……………… 54

よ
洋なし …………………… 79
洋なし(缶詰め) ………… 83
洋風だし(液状) ……… 102

ら
ライスペーパー ………… 32
ライ麦パン ……………… 25
ラムロース ……………… 39
卵黄 ……………………… 56
卵白 ……………………… 56

り
料理酒 ………………… 103
りんご …………………… 81
りんごジュース
　(果汁100%) …………… 95

れ
レーズン ………………… 82

レタス …………………… 68
レモン …………………… 81
れんこん ………………… 68

ろ
ロースハム ……………… 39

わ
わかめ(湯通し塩蔵・
　塩抜き) ………………… 77
和風ドレッシング …… 104
わらび …………………… 70

料理編

あ
アクアパッツァ ……… 118
揚げ出し豆腐 ………… 120
あさりの酒蒸し ……… 119
あじの塩焼き ………… 116
あじの干物焼き ……… 119
厚揚げと白菜の中華炒め
　………………………… 120
厚焼き卵 ……………… 121
アメリカンドッグ …… 128
あんまん ……………… 127
いかのわた炒め ……… 119
いなりずし …………… 125
いり鶏 ………………… 112
いわしのしょうが煮 … 117
うな丼 ………………… 124
えびのチリソース炒め
　………………………… 118
えびピラフ …………… 125
お好み焼き …………… 128
おでん ………………… 128
オムレツ ……………… 121
親子丼 ………………… 124
温泉卵 ………………… 121

か
カキのオイスターソース
　炒め ………………… 119
カキフライ …………… 118
鴨南蛮そば …………… 122

かれいの煮物 ………… 116
カレーパン …………… 127
きつねうどん ………… 122
牛丼 …………………… 124
ギョーザ ……………… 115
高野豆腐と野菜の
　炊き合わせ ………… 120

さ
鮭の竜田揚げ ………… 117
刺し身盛り合わせ …… 117
さばのみそ煮 ………… 116
さわらのムニエル …… 117
サンドイッチ(卵) …… 126
サンドイッチ(ツナ) … 126
サンドイッチ(野菜、ハム)
　………………………… 126
さんまの塩焼き ……… 116
シーフードドリア …… 124
塩焼きそば …………… 122
シューマイ …………… 115
スクランブルエッグ … 121
砂肝とブロッコリーの
　炒め物 ……………… 115
スパゲッティミートソース
　………………………… 122
酢豚 …………………… 113
ソース焼きそば ……… 122

た
高菜チャーハン ……… 125
たこときゅうりの酢の物
　………………………… 119
たこ焼き ……………… 128
たぬきそば …………… 122
たらのちり鍋 ………… 117
担担めん ……………… 122
タンメン ……………… 122
チーズトースト ……… 126
茶碗蒸し ……………… 121
中華丼 ………………… 125
チンジャオロース― … 114
天丼 …………………… 124

天ぷら ……………………… 118	ハンバーガー …………… 126	ほたてとチンゲンサイの
豆腐とにらの炒め物 …… 120	ハンバーグ ……………… 114	クリーム煮 …………… 118
鶏つくね ………………… 112	ビーフシチュー ………… 114	ほっけの開き干し焼き … 119
鶏手羽と卵の煮物 ……… 112	ビーフステーキ ………… 114	ホットケーキ …………… 127
鶏肉のから揚げ ………… 112	ピザ ……………………… 127	ホットドッグ …………… 126
鶏の照り焼き …………… 112	ビビンバ ………………… 125	**ま**
とんカツ ………………… 113	冷やし中華 ……………… 122	麻婆豆腐 ………………… 120
な	豚肉のしょうが焼き …… 113	麻婆なす ………………… 115
ナポリタン ……………… 122	豚ヒレ肉のソテー ……… 113	ミックスフライ ………… 118
肉じゃが ………………… 114	フライドチキン ………… 128	蒸し鶏のごまだれ ……… 112
肉豆腐 …………………… 120	フライドポテト ………… 128	**や**
肉まん …………………… 127	ぶりの照り焼き ………… 116	焼き肉(牛肉・たれ) …… 114
肉野菜炒め ……………… 113	ぶり大根 ………………… 116	焼き肉(豚レバー・たれ) … 115
は	フレンチトースト ……… 127	**ら**
ハムエッグ ……………… 121	ペペロンチーノ ………… 122	ラーメン ………………… 122
ハヤシライス …………… 125	ホイコーロー …………… 113	**わ**
春巻き …………………… 115	ポークカレー …………… 124	わかさぎの南蛮漬け …… 117

●塩分・たんぱく質調整調味料…107
　減塩しょうゆ　だし割りポン酢　たんぱく質調整
　米麹みそ　減塩みそ　低塩中濃ソース　食塩不使用 ケチャップ

特殊食品

●米・ご飯●
真粒米1/25(米粒タイプ) …………………… 24
越後米粒1/12.5(米粒タイプ) ……………… 24
越後ごはん1/25 ……………………………… 24
越後ごはん1/12.5 …………………………… 24
お祝い越後ごはん(ご飯パックタイプ) … 24
越後のおにぎり　かつおだし ……………… 24

●パン●
越後の食パン ………………………………… 27
ゆめベーカリーたんぱく質調整食パン … 27
生活日記パン ………………………………… 27
越後の丸パン ………………………………… 27
越後のバーガーパン ………………………… 27
ゆめベーカリーたんぱく質調整丸パン … 27

●めん●
そらまめ食堂 たんぱく質調整うどん … 31
げんたそば …………………………………… 31

ジンゾウ先生のでんぷんノンフライ麺 ……… 31
アプロテンたんぱく調整
　中華めんタイプ ……………………………… 31
アプロテンたんぱく調整
　スパゲティタイプ …………………………… 31
アプロテンたんぱく調整
　マカロニタイプ ……………………………… 31

●菓子、飲料●
柏餅(こしあん・冷凍) ……………………… 93
串団子(みたらし・冷凍) …………………… 93
たんぱく質調整純米せんべい(甘醤油味) …… 93
たんぱく質調整ビスコ ……………………… 93
たんぱく調整チョコレート ………………… 93
やさしくラクケア クリーミープリン
　チーズケーキ風味 …………………………… 93
丸型ニューマクトンビスキーレモン風味 …… 93
粉飴ゼリー　りんご味 ……………………… 93
元気ジンジン　グレープ …………………… 93

●掲載協力企業●
アイクレオ／Ｈ＋Ｂライフサイエンス／オトコーポレーション／キッセイ薬品工業／木徳神糧／
ニュートリー／バイオテックジャパン／ハインツ日本／ハウス食品／ヘルシーネットワーク／ヘルシーフード

■監修　　　貴堂明世　アム・ティッシュ主宰、管理栄養士
■医学監修　石橋由孝　日本赤十字社医療センター腎臓内科

■スタッフ■

栄養指導・計算	貴堂明世
編集まとめ	早寿美代（兎兎工房）
編集・料理協力	中山明美／安保美由紀（兎兎工房）
調理協力	兎兎工房
装丁・本文デザイン	植田尚子
校正	畠山美音
撮影	松木潤、佐山裕子（主婦の友社）／三宅文正（フォトオフィスKL）／安井真喜子
編集担当	平野麻衣子（主婦の友社）

＊本書の栄養成分値は、文部科学省科学技術・学術審議会資源調査分科会報告「日本食品標準成分表2015年版（七訂）」によるものです。

＊掲載している市販品は2018年11月現在のものであり、今後、内容が変更される場合があります。変更された内容やご注文につきましては各企業のサイト等をご覧ください。

＊料理は一般的な材料と作り方をもとに栄養価を算出しています。材料により栄養価に違いが生じることがあります。

最新ひと目でわかる　腎臓病の人のための食品成分表

2019年 1月10日　第 1 刷発行
2022年 8月10日　第12刷発行

編　者	主婦の友社
発行者	平野健一
発行所	株式会社主婦の友社
	〒141-0021　東京都品川区上大崎3-1-1　目黒セントラルスクエア
	電話　編集：03-5280-7537
	販売：03-5280-7551
印刷所	大日本印刷株式会社

©SHUFUNOTOMO CO., LTD. 2018 Printed in Japan　ISBN978-4-07-434313-3

Ⓡ本書を無断で複写複製（電子化を含む）することは、著作権法上の例外を除き、禁じられています。本書をコピーされる場合は、事前に公益社団法人日本複製権センター（JRRC）の許諾を受けてください。また本書を代行業者等の第三者に依頼してスキャンやデジタル化することは、たとえ個人や家庭内での利用であっても一切認められておりません。
JRRC〈https://jrrc.or.jp　eメール：jrrc_info@jrrc.or.jp　電話：03-6809-1281〉

■本書の内容に関するお問い合わせ、また、印刷・製本など製造上の不良がございましたら、
　主婦の友社（電話03-5280-7537）にご連絡ください。
■主婦の友社が発行する書籍・ムックのご注文は、お近くの書店か
　主婦の友社コールセンター（電話0120-916-892）まで。
＊お問い合わせ受付時間　月〜金（祝日を除く）　9:30〜17:30
　主婦の友社ホームページ　https://shufunotomo.co.jp/